JN076264

Medical Terminology Basic 101

文字が隠せる
暗記シート
付き!

基本の101語の語源から学ぶ 医学英語

第2版

病棟で役立つ英語表現・英文例

津波古 澄子
Tsuhako Sumiko

マリオン・ゾボスキー
Marion Zoboski

日本看護協会出版会

▶推薦の言葉

　はるか昔の学生時代のことであるが，初めての臨床実習で開いたカルテは，さっぱりわからなかった。今から思うと英語とドイツ語，おまけに接続詞や助詞は日本語という珍妙な記述であったが，その時は英語とドイツ語の区別さえおぼつかなかった。

　典型的受け身学習を得意とする私たちであったが，よほど途方に暮れたのだろう，同級生の有志が声を上げ，「カルテ用語を学ぶ会」なるものが結成された。顧問教員の助言もあり，医学生用の単語練習帳のような教材を探し当て，手探りの勉強会が始まったが，そのうちに医学用語はどうも語尾が変化するものがあるらしい，似たような言葉が頭につくと同じような意味になる，などがわかってきた。勉強会で覚えた単語はいくつでもなかったが，その法則性に気づけたことで，覚えなければならないことが山ほどある新人看護師時代も，辞書を引き引きカルテを読むことが苦にはならなかった。

　しかし，本書を前にして思う。当時このような本があれば，どれだけ助けられたことだろう，またどれだけ理詰めで学べただろうかと。

　本書は初学者には未知なる言語に思える医学用語について，まずは構造の説明と効果的な学び方をクリアカットに示している。それに続く応用編では，系統別に豊富な例示や会話レッスン，さらにはエクササイズまでがついている。加えてこのたびの第2版では，新章（第14章）「病棟で役立つ英文例」が加わり，入院時から日々のバイタルサインの測定，採血，術前・術後など，医療者側からの声かけが不可欠な特徴的な場面が選定されていて，覚えやすい簡潔なフレーズは他の場面での汎用性も高い。

　電子カルテの時代となり，コンピュータソフトには多くの用語が内蔵されている。しかし，それを使いこなすのは人間の知識と判断であり，いつの時代も学びには地道な努力が求められる。それでも本書がある。王道を歩むにあたり，携えるにふさわしい良書があることは，私たちにとっての幸せである。

2022年8月

国際医療福祉大学大学院教授・成田看護学部長
東京医科歯科大学名誉教授　　井上智子

▶第2版のはじめに

　『基本の101語を組み合わせて学ぶ医学英語』（第1版）が多くの学生に活用され，このたび第2版が刊行されることは，本当に嬉しく，意義深いことである。第1版は2011年に刊行したが，前著『分解方式で学ぶ医学用語』（2003年）のレイアウト等を一新し，加筆して改訂・改題したものであった。今回の第2版では，基本的な構成は前版を踏襲しつつ，加筆修正を行い，新章（第14章）を加えた。さらに，タイトルに「語源」というキーワードを追加した。

　第1版刊行からの10年間の大きな変化は，まず，学習方法の考え方が変わってきたことである。一例を挙げれば，学習する内容を単に暗記するのではなく，「語源から理解する」などのように，効果的な学習方法の進展について，関係者が注力してきたことがあろう。書店の語学に関する棚には，『語源で覚える英単語○○』『語源で覚える○○』というテキストが何冊も並んでおり，10年前には見られなかった光景である。語源を理解して学ぶことのメリットは，ただ暗記するだけでなく，学習内容の意味を理解して学び，修得（記憶）できることである。また，語源と語源のつながりに気づくことで単語の成り立ちを理解できる。それらが効果的な学習という評価につながっていると推察する。英語圏の医学用語を語源から学ぶことで，コンセプト学習の一環として活用し，有効な学習に導くことも注目される。たとえば，医学用語の接尾語である"-itis（炎症）"を含む複数の用語について，その類似性を認識し，情報の類似性を意味づける「炎症」というコンセプトへの理解を深める学習へと導くことに活用できる。

　本書は，医学・看護学・医療技術を学ぶ学生をはじめ，海外でそれらの分野を学び働きたいという希望をもち語学を学んでいる方，また，学習に取り組みたいけれど苦手意識がある方などのために，カルテや文献に頻出する医学用語の基礎と語源を12章にわたって解説し，第13章では「病棟で役立つ英語表現」を取り上げている。

　第2版では，新たに第14章（「病棟で役立つ英文例」）として，入院の経過に沿った英文表現を加筆した。また，第2版で注力したのは，読者からの声に応えることであった。とりわけ，熱心に本書を活用してくださり，建設的なご意見をお寄せくださった教員の方々や学生の皆さんと創り上げていく機会となったことに，心よりお礼を申し上げたい。

　著者2人の出会いは，遡ること1980年代である。マリオン先生は医学教育の中で，津波古は看護教育の中で医学用語を教えていた。医学用語を分解して語源をわ

かりやすく教えることで，学生が意味を考えながら楽しく学ぶことができるという共通テーマを共有して以来，今は異なる場所にいるものの 40 年近く同じ方法で教えてきたことを思うと，感慨深く感謝の念に堪えない。また，2003 年からこのたびの第 2 版の刊行まで，ともに歩んで取り組んでくださった日本看護協会出版会の戸田千代さんに，心より感謝を申し上げたい。

　本書を手に取った皆さんが，医学用語を楽しく学ぶコツを身につけて，未来へ夢を拓いていけますように。

Let's enjoy learning medical terminology！

2022 年 7 月
ウクライナの人々への哀悼と平和への祈りを込めて

津波古澄子
マリオン・ゾボスキー

▶第1版のはじめに

　昨今，大学の世界展開力がますます求められ，国もそれを国際化拠点整備事業の
1つとしてとらえ，補助金の対象にもしている。看護系大学もその流れに呼応し，
大学の質保証および看護の質保証を考えるうえでの国際交流のあり方や海外大学と
の協働教育の課題に取り組み始めている。それはまた，相互の共通性を何に見出し
ていくかが問われていることにもなろう。教育内容の観点からは，カリキュラム構
築におけるシラバスや単位互換が最重要な課題であろう。また，言語も大きな課題
である。その取り組みへの手がかりとして，微力ではあるが，「医学用語」という
共通言語の理解のために「分解方式による医学専門用語」の活用を推奨してきた。

　国際交流の一環として，ワシントンDCにある提携校で行われる夏季看護研修
に看護学生を引率して3年目となる。日韓米の参加者によるプログラムは，提携校
の教授による看護の講義および病院・施設の視察ならびに交流のイベントが組ま
れ，豊かな2週間を同じ寮内でともに過ごすように企画されている。

　その研修でのエピソードを紹介する。最先端の技術を駆使した国立シミュレー
ションセンターを視察した折，新しい手術方法を3次元でシミュレーションする教
育教材開発の説明の中で，"craniothyroidectomy"という言葉が出てきたが，通訳の
方も私も訳語が思いつかなかった。とっさに，「"cranio- は skull：頭蓋骨，thyroid-
は甲状腺（この場合は thyroid artery：下甲状腺動脈），-ectomy は excision：切除術"
法のシミュレーションによる開発である」ことを，医学用語を分解しながら説明し
た。傍らで聞いていたアメリカ人ドクターは，うん，うんと頷いて，「それはよい学
び方です」と述べた。また，小児病院の oncology 病棟見学中のこと，"cystofibroma"
の子どもたちが多いとの説明があった。「囊胞性線維腫」がすぐ出ず，「cysto- は
sac，bladder：囊胞，fibro- は fiber：線維，-oma は tumor：腫瘍です」と言うと，
学生は「あ，そうだ」と研修に来る前に履修した科目「分解方式医学専門用語」での
学びをすぐ想起した。このように，定訳が出てこなくても，分解して共通の意味を
理解することができる便利と重要さを改めて思った。日本の学生にも，また韓国
の学生にとっても，英語圏の医学用語は共通の言語である。

　本書は，医学・看護学・医療技術を学ぶ学生をはじめ，海外でそれらの分野を学
び働きたいという希望をもち語学を学んでいる方，また，学習に取り組みたいけれ
ど苦手意識がある方などのために，カルテや文献に頻出する「医学用語」の基礎を
12章にわたって解説するもので，臨床で役立つ内容である。1992 年から 1994 年
にかけて雑誌「季刊・総合看護」に連載した「分解方式による英語『医学専門用語』入

門」を再編成し，大幅に加筆したものである。

　構成としては，入門編として必要な基本パーツ101語を選択し，章ごとにそれぞれの語の成り立ちを解説し，エクササイズと，医療現場で英語を話す人々を援助するときに有効な会話（ダイアローグ）を挿入した。2003年に初版を発行しご好評をいただいていたが，このたびレイアウトを一新するとともに暗記シートを用いることで，より効果的に「医学用語」を覚えることができる新版を刊行する運びとなった。また，第13章として「病棟で役立つ英語表現」を加筆した。

　授業あるいは自己学習の場で楽しく学べるように工夫した，シンプルかつ基礎的な「医学用語」のテキストであり，ワークブックである。

　Let's enjoy learning medical terminology！

2011年8月
震災への哀悼と平和への祈りを込めて

津波古澄子
マリオン・ゾボスキー

▶目次

正誤表

お客様各位

『基本の101語の語源から学ぶ医学英語第2版』（第1刷／2022年10月1日発行、第2刷／2024年1月20日発行）に誤りがございました。
謹んでお詫び申し上げますとともに、下記のとおり訂正いたします。

頁	該当箇所	誤	正
vi	上から17行目	下甲状腺動脈	甲状腺動脈
18	-ectasis　上から3行目	不完全	不完全な
90	lith-　上から6行目	切除術	切開術
98	dys-　上から6行目	失語症	不全失語症
100	co-,con-　上から4行目	genit	genito
136	下から3行目	脳腫瘤	脳腫瘍
141	下から9行目	扁（桃）切除（術）	扁桃切除（術）
143	上から2行目	産婦人科	産科
144	colon　下から2行目	S字結腸	S状結腸

2024年10月

株式会社日本看護協会出版会

編集部長　古山恵里

本書の中で 暗記シート とある箇所に巻末のシートをかざしてください。
色文字が隠れるので効果的に医学用語等を覚えることができます！

第**1**章

「医学用語」の効果的な学び方

1. 学習の鍵となる語源に注目した分解方式
2. 「医学用語」の成り立ちと学び方のエッセンス
3. 「医学用語」基本パーツ101語のリスト

1
学習の鍵となる語源に注目した分解方式

>>> ギリシャ語とラテン語から成る合成語

「英語圏の医学専門用語」（以下，「医学用語」）との出合いは，著者（津波古）が 1968 〜 1977 年にアメリカの大学で看護学を学んだときに遡る。「医学用語は英語だ」と思い込んでいた頃，アメリカの友人が「medical terminology（医学用語）を勉強しなければ！」と言うのを聞いてびっくりした。

よく尋ねてみると，医学用語はそもそもギリシャ語とラテン語を語源とする「合成語」のため，英語を日常語としているアメリカの友人にとってもなじみの薄い用語であり，勉強しなくてはならない新しい言葉だった。

>>> stomachache と gastralgia

英語で「胃が痛いこと」を日常的会話の中では，stomachache という。つまり，「胃」を意味する stomach- と「痛み」を表す -ache の組み合わせで日常は事足りる。ところが「医学用語」のテキストやカルテなどの記入時には，gastralgia と表す。これはギリシャ語源で「胃」を意味する gastro- と，同じくギリシャ語源で「痛み・疼痛」を意味する -algia を組み合わせた合成語である。

このように英語圏では日常語と医学用語がはっきり分かれていること，医学用語は合成語だから分解して覚えると合理的であることに気づくと，さっそく医学用語の科目を開いているコミュニティ・カレッジの 1 年コースを受講してマスターすることにした。

アメリカでも，医学用語を系統立てて教えているのは一部であり，医学部や看護学部のあるすべての大学でその講義があるわけではない。外科系の授業の中で教師が関連する医学用語についてそれぞれの語源の意味を説明する程度で，専門の教師がいない所ではテキストを通して自己学習することになる。

>>> 「医学用語」と漢字漢語の類似点

　こうしてアメリカ滞在中に学んだ「医学用語」ではあるが，その構造を見てみると日本語の漢字漢語とよく似ていることに気がつく。たとえば，「赤血球」と示すと，ほとんどの人が「白」ではなく「赤」を，「水液」ではなく「血液」を，「四角」ではなく「玉」を思い浮かべるであろう。それらは，それぞれの語のもつ意味とイメージに由来する。

　日本語だと，「赤」は「あか」と読み，さらに色は透明ではなく「血のような」あるいは「血に似た色」であると共通認識の基にルールがつくられており，誰もが同じイメージを共有できる。つまり，「赤血球」は「赤」「血」「球」という3語に分解できて，その一語一語に語源的な意味があることがわかる。漢字文化圏であれば，たとえ発音の仕方は違っても，意味するものは共通する。

　漢字は，それを組み合わせることで，いくつでも新しい語を合成することができる。「赤」を例に挙げれば「赤飯」「赤面」「赤道」「赤十字」などのように共通の理解を得られる言葉になる。

　医学・看護の用語や学術的専門用語にも，簡潔にかつ多様に表現できる漢字漢語の合成語が多い。

>>> 「医学用語」の組み立て方

　英語圏の「医学用語」の組み立て方も，漢字漢語の組み立て方と同じである。たとえば，糖尿病の患者によく使われる「高血糖」は，hyperglycemia だが，hyper＋（高い）＋glyc（糖）＋emia（血）に分解でき，「高い糖の血」つまり，「高血糖」を意味する。わかりやすく示すと以下のようになる。

接頭語 ＋ 語幹 　　＋接尾語

hyperglycemia ＝ hyper 　/ glyc（o） / emia

高血糖 　　　　　高い 　/ 糖 　　/ 血

　例示から，医学用語は分解できること，接頭語（prefix），語幹（root），接尾語（suffix）で合成されていることがわかる。

　接頭語は，hyper-（高い），hyp-（低い），contra-（反対），dys-（不良），などのように前置詞，副詞，または形容詞のような役割をする語である。

　語幹は，cardi-（心臓），hepat-（肝臓），などのように体の部位や臓器を表す。

　接尾語は語幹に付随し，①症状に関するもの，②診断に関するもの，③手術に関するもの，に分類できる。どんなに長い用語でも接尾語を見れば，

患者がどんな症状で，どんな病気の診断を受けているのか，どんな手術を
したかがすぐにわかるので，これを最初に覚えると便利である。

>>> 分解方式で語源を見分け，効率よく学ぶ

　たとえば，hysterosalpingo-oophorectomy と書かれていたら，慌てる
ことなくまず分解してみる。そして，hystero/salpingo/-oophor/ectomy
の接尾語 -ectomy が「切除術」であることに注目したら，体の部位を示す
語幹を調べる。すると hystero（子宮）/salpingo（卵管）/-oophor（卵巣）と
なるので「子宮卵管卵巣切除術」であることが理解できる。

　大事なことは，医学用語を丸暗記するのではなく，漢字漢語を覚えたと
きのように，語源に分解して学習することである。

　本書の分解方式による「医学用語」の学習形態は，もちろん著者がアメ
リカで学んだ分解の仕方が基本になっているが，分解して学んだその経験
が重要であることに気がついたのは，帰国後就職した某病院で語学に長け
たある医師に出会ったときである。優秀で何事にもご熱心なその医師は，
白衣の右ポケットに英語医学辞典，左のポケットにドイツ語医学辞典を常
に持ち歩き，暇ができると医学用語を覚えておられた。

　あるとき，「分解方式による医学用語の学習は，語源を見分け，弁別し
て覚えることにより応用が利き，効率よく学べること」を紹介したところ，
ご熱心なその先生は，早速勉強会をしようということになり，医師2人と
看護師3人で会をスタートした。1977年の秋，都内某病院の喫茶店で週1
回，接尾語から始まり語幹・接頭語まで終えるのに3カ月ほど続いたが，
いつも新しいことを発見し，楽しかったことが懐かしく思い出される。そ
のときに資料提供したフォーマットとノートが本書の原型になっている。

>>> 基本を学んでさらなるチャレンジを

　著者2人の出会いはそれから約5年後である。ゾボスキーが某大学医
学部で医学生と看護学生に英語を教えており，津波古が同大学で看護学生
に看護と医学用語を教えていたときである。効果的な学習法について話し
合った結果，早速「医学用語の入門編」として分解方式による学習方法を
取り入れることになり，今日に至っている。

　もちろん，「医学用語」の学習はこれだけでは十分でなく，広範囲にわ
たり，もっと具体的なエクササイズやステップ・アップ・プログラムの工
夫が必要である。読者の皆さんは，本書でまず基本的な用語を学習したあ
と，さらに上のレベルへチャレンジしていただきたい。

2
「医学用語」の成り立ちと学び方のエッセンス

▶学習に先立ち，「医学用語」の成り立ちと学び方のエッセンスを説明したい。

エッセンス**1**……医学用語はその多くが，ギリシャ語（以下［G］）とラテン語（以下［L］）から成る合成語である。

  例：gastralgia は，gastr(o)- の語源である *gastēr*［G］（胃）と -algia の語源である *algos*［G］（痛み）の合成語である。

エッセンス**2**……医学用語は，合成語を分解した語源を理解すると効率的に覚えられる。

  例：hepato/megaly →肝臓・肥大
  という分解方式でインプットすると効果的。

エッセンス**3**……医学用語の合成語は，a）接頭語＋語幹＋接尾語の構成要素から成るか，b）いくつかの造語形（combining form：連結形ともいう）から成り，造語形は「語幹＋1個の母音」の形をとる。

a）の例：endocarditis			b）の例：nephrolithiasis			
接頭語	＋語幹	＋接尾語	語幹	＋(o)	＋語幹	＋接尾語
endo	/ card(i)	/ itis	nephr	/ o	/ lith	/ iasis
内	/ 心臓	/ 炎症	腎	/（母音）	/ 石	/ 症状

エッセンス**4**……接頭語は，修飾する語であり，前置詞，副詞，または形容詞のような役割をする語である。

  例：hyper/glyc/emia 接頭語の hyper- は「高い」を意味する。

エッセンス**5**……語幹は，体の部位や臓器を示す。

  例：cardio/logy 語幹の cardi(o)- は「心臓」を意味する。-logy の語源は *logia*［G］からきており，「～学」「～論」「～説」を意味する。

エッセンス**6**……接尾語は，①症状に関するもの，②診断に関するもの，③手術に関するもの，に分けることができる。これらの接尾語から学び始めると，取り組みやすい。

3

「医学用語」基本パーツ
101 語のリスト

▶以下の基本パーツ 101 語の学習を，第 2 章からスタートしよう。

接尾語

❶ 症状に関するもの

- □ **-algia** [ǽldʒiə]
- □ **-genic** [dʒénik]
- □ **-lysis** [ləsəs]
- □ **-oid** [ɔid]
- □ **-osis** [óusəs]
- □ **-penia** [píːniə]
- □ **-spasm** [spǽzəm]

❷ 診断に関するもの

- □ **-cele** [sìːl]
- □ **-ectasis** [éktəsəs]
- □ **-emia** [íːmiə]
- □ **-iasis** [áiəsəs]
- □ **-itis** [áitəs]
- □ **-malacia** [məléiʃiə]
- □ **-megaly** [mégəli]
- □ **-oma** [óumə]
- □ **-osis** [óusəs]
- □ **-pathy** [pəθi]
- □ **-ptosis** [tóusəs]
- □ **-rhexis** [réksəs]

❸ 手術に関するもの

- □ **-centesis** [sentíːsəs]
- □ **-desis** [dəsəs]
- □ **-ectomy** [éktəmi]
- □ **-lithotomy** [liθátəmi]
- □ **-pexy** [pèksi]
- □ **-plasty** [plǽsti]
- □ **-rhaphy** [rəfi]
- □ **-scopy** [skəpi]
- □ **-stomy** [stəmi]
- □ **-tomy** [təmi]
- □ **-tripsy** [trìpsi]

語幹

❶ 筋・骨格系

- □ **arthr-** [ɑ:(r)θr]
- □ **chondr-** [kándr]
- □ **oste-** [ɑsti]
- □ **spondyl-** [spándəl]
- □ **chir-/cheir-** [kái(ə)r]
- □ **dactyl-** [dǽktil]
- □ **cost-** [kást]
- □ **crani-** [kréini]
- □ **my-** [mái]

❷ 神経・感覚器系

- ☐ **cerebr-** [sérəbr]
- ☐ **cephal-** [séfəl]
- ☐ **encephal-** [inséfəl]
- ☐ **mening-** [məníŋ]
- ☐ **myel-** [máiəl]

- ☐ **blephar-** [bléfər]
- ☐ **ophthalm-** [ɑfθǽlm]
- ☐ **derm-** [də́:(r)m],
  derma- [də́:(r)mə],
  dermat- [də́:(r)mət]

❸ 呼吸器・循環器系

- ☐ **aden-** [ǽd(ə)n]
- ☐ **angi-** [ǽndʒi]
- ☐ **bronch-** [brɑ́ŋk]

- ☐ **pneum-** [njú:m]
- ☐ **cardi-** [kɑ́:(r)di]
- ☐ **hem-** [hém], **hemat-** [hi:mət]

❹ 消化器系

- ☐ **cheil-/chil-** [káil]
- ☐ **gloss-** [glɑ́s]
- ☐ **pylor-** [páilər]
- ☐ **gastr-** [gǽstr]

- ☐ **hepat-** [hépət]
- ☐ **chol-** [kóul]
- ☐ **enter-** [éntər]
- ☐ **ile-** [íli]

❺ 尿生殖器系

- ☐ **nephr-** [néfr]
- ☐ **pyel-** [páiəl]
- ☐ **cyst-** [síst]

- ☐ **hyster-** [hístər]
- ☐ **metr-** [métr]

❻ その他

- ☐ **cyt-** [sáit]
- ☐ **dacry-** [dǽkri]
- ☐ **glyc-** [gláik, gláis]
- ☐ **leuk-** [lú:k]
- ☐ **lip-** [líp]

- ☐ **lith-** [líθ]
- ☐ **psych-** [sáik]
- ☐ **py-** [pái]
- ☐ **radi-** [réid]
- ☐ **tubercul-** [tjubə:kjul]

接頭語

- ☐ **a-** [æ,ə], **an-** [æn]
- ☐ **ab-** [æb, əb]
- ☐ **ad-** [æ(:)d, əd]
- ☐ **ante-** [ǽnti]
- ☐ **anti-** [æ̀nti]
- ☐ **bi-** [bái]
- ☐ **co-** [kóu], **con-** [kən, kɑn]
- ☐ **contra-** [kɑ̀ntrə]
- ☐ **dys-** [dis]
- ☐ **end-** [énd]
- ☐ **epi-** [épə]
- ☐ **hemi-** [hèmi]
- ☐ **hyper-** [háipə(r)]

- ☐ **hyp-** [háip]
- ☐ **para-** [pǽrə], **par-** [pǽr]
- ☐ **peri-** [pérə]
- ☐ **pre-** [prì:]
- ☐ **pro-** [prə, prou, prɑ]
- ☐ **retro-** [rétrou]
- ☐ **semi-** [sémi]
- ☐ **sub-** [sʌ̀b]
- ☐ **super-** [sú:pə(r)],
  supra- [sú:prə]
- ☐ **sym-** [sim], **syn-** [sin]
- ☐ **trans-** [træns]
- ☐ **tri-** [trái]

Fountain of Wisdom

"数" に関する知恵袋

このコラムでは "数" に関する語源に注目してみよう。

⁎ decade　10 年間

period of ten years（10 年間）。分解すると deca + ade で，語源は *deka*［G］（10）と *ade*［G］（集合数詞の語尾）。メートル法では deca が「10 倍」を，deci が「10 分の 1」を意味する。

⁎ century　100 年間

period of 100 years（100 年間）。語源は *centum*［L］（100）と接尾語の一種，*uria*［L］。

⁎ millennium　1000 年間

mill（*e*）+ *enni/annus* + *ium*。ラテン語の *mille1*，*millia* は「千年」の意味。ちなみに million = 1,000 × 1,000 で 100 万となる。

⁎ bi-　2 の〜

語源は *bi*［L］。annual は「年 1 回」，biannual で「年 2 回」。

⁎ tri-　3 の〜

語源は *treis*［G］。tricuspid で「三尖弁の」。

⁎ quadr-　4 の〜

語源は *quattuor*［G］。quarter で「4 分の 1」。

⁎ pent-　5 の〜

語源は *pente*［G］。pentagon は「5 角形」。

⁎ hexs-　6 の〜

語源は *hex*［G］。hexagon は「6 角形」。hexahedron は「6 面体」。hexagram は「6 線星形」。

⁎ sept-　7 の〜

語源は *septem*［L］，*hepta*［G］。古代ローマ暦では 3 月が 1 年の初めだったので，7 番目の月が Septermber となった。現在の暦は 1 月から始まるので本来 7 月を意味した September が 9 月になる。heptachromic の語源は *hepta*［G］+ *chrōma*［G］（色）+ ic（形容詞語尾）で「七色の」という意味。

⁎ oct-　8 の〜

語源は *okta*［G］。8 本足のタコは octopus。octagon は「8 角形」で，octachord は「8 度音程：1 オクターブ」のこと。

⁎ novem-　9 の〜

語源は *novem*［L］で，古代ローマ暦の 9 番目にあたる November（11 月）は今も使われている。

接尾語❶ 症状に関するもの
Symptomatic Suffixes

>>> 「医学用語」は接頭語，語幹，接尾語から成り立っているが，最初に接尾語から学習することが望ましい。接尾語の中でも「**症状に関する接尾語**」はなじみやすく，最初に覚えると便利である。一覧表（p.12）にある医学用語例を参照しながら学習しよう。

-algia
[ǽldʒiə]

語源は *algos*［G］で，英語でいう pain（痛み，疼痛）の意味。-algia は *algos* + *ia* から成るが，-ia は英語でいう condition（病気の状態・症状・病態）を意味する名詞語尾である。-algia が慣用語になっているのでその形で覚える。

医学用語例：

arthr（o）+ algia　関節・痛

gastr（o）+ algia　胃・痛

neur（o）+ algia　神経・痛

前章のエッセンスの❸に，合成語の造語形は「語幹 + 1 個の母音」の形をとると記述したが，-algia のように母音から始まる接尾語や造語形の場合，母音（o）は省略される。

-genic
[dʒénik]

語源は *gennan*［G］で，英語でいう to produce, forming（生ずる，産生する）などを意味する形容詞をつくる。

-genic は gen（origin：～性の，源）+ *ic* の造語形である。-ic は「～の・～性の」を表す形容詞語尾の 1 つ。-gen，-geny で終わる名詞と呼応する。

「生殖」や「性」を意味する geno-，「原因」「～を生ずる」を表す -genous も同じ語源 *gennan*［G］からくる。その用語例としては genotype（遺伝子型），homogeneous（均質の）がある。

-lysis
[ləsəs]

語源は *lysis*［G］で，英語でいう dissolution（溶解，分離）や setting free（解き放す）の意味で，breaking down（破壊，退化，壊死）などの意味も含む。

-oid
[ɔ́id]

語源は *eidos*［G］で，英語でいう form, shape（形）の意味。形容詞接尾語であり，like, resembling（～のような，～に似た）という意味になる。

医学用語例の fibroid の場合，fibro- の語源は *fibra*［L］で，英語でいう fiber（繊維・線維）を意味する。

-osis
[óusəs]

語源は *osis*［L］，［G］である。英語でいう condition（病気の状態，過程），increase（増加），action（作用），process（過程）などの意味をもつ名詞語尾。医学用語においては state of disease，すなわち症状や病名，診断名を表す名詞語尾となる。

医学用語例の cyanosis は「チアノーゼ」として知られる。cyano- は *kyanos*［G］が語源で，英語でいう blue（藍色，青色）の意味。同意語に cyanopathy（-pathy は病気，障害），cyanoderma（-derma は皮膚），cyanochroia（-chroia は着色）がある。

erythrocytosis の場合，erythrocyt- が「赤い細胞＝赤血球」（p.86 参照），-osis が increase（増加）を意味するので，「赤血球増加症」となる。

-penia
[píːniə]

語源は *penia*［G］で，英語でいう deficiency, need（欠乏）の意味で，数量的に異常に減少していること（decrease）を表す。

医学用語例の fibrinopenia の場合，fibrino- の語源は *fibra*［L］で，英語でいう fibrin（繊維素・線維素）を意味する。ほかの例として fibrinogenopenia（線維素原減少症）があるが，geno- の語源は *gennan*［G］である（p.10 参照）。

近年，注目されている sarcopenia（サルコペニア）の場合，sarco- は *sarx*［G］が語源で，英語でいう flesh（肉）を意味する。サルコペニアは，低栄養（特にエネルギー源となるタンパク質の不足）や長期の寝たきり状態などにより，「全身の骨格筋量の減少と筋力低下」が見られることを表し，高齢者に限らない。

-spasm
[spǽzəm]

語源は *spasmus*［L］，*spasmos*［G］からきており，英語でいう involuntary contraction（不随の痙攣）の意味。

医学用語例の chirospasm は「手の痙攣」つまり「書痙」を指す。

>>> 「症状に関する接尾語」のまとめ（表1）

接尾語	英語の意味	日本語の意味	医学用語例	分解と意味＊	
-algia [ǽldʒiə]	pain	痛み	arthralgia [ɑ:(r)θrǽldʒ(i)ə]	arthro + algia	関節
			gastralgia [gæstrǽldʒ(i)ə]	gastro + algia	胃
			neuralgia [n(j)u(ə)rǽldʒə]	neuro + algia	神経
-genic [dʒénik]	origin	〜性の 源, 原	bronchogenic [brɑ̀ŋkoudʒénik]	broncho + genic	気管支
			osteogenic [ɑ̀stioudʒénik]	osteo + genic	骨
			pathogenic [pæ̀θədʒénik]	patho + genic	病理
-lysis [ləsəs]	dissolution, breaking down	溶解, 分離 破壊, 退化 壊死	albuminolysis [ælbju:mənáləsəs]	albumino + lysis	アルブミン
			hemolysis [himáləsəs]	hemo + lysis	血
			myolysis [maiáləsəs]	myo + lysis	筋肉
-oid [ɔ́id]	like, resembling	〜のような 〜に似た	fibroid [fáibrɔid]	fibro + oid	繊維・線維
			lipoid [lípɔid]	lipo + oid	脂肪
			lymphoid [límfɔid]	lympho + oid	リンパ
-osis [óusəs]	condition, increase	状態, 過程 増加	cyanosis [sàiənóusəs]	cyano + osis	青
			erythrocytosis [iriθrousaitóusəs]	erythro + cyto (erythrocyto + osis	赤 細胞 赤血球)
			nephrosis [nifróusəs]	nephro + osis	腎
-penia [pí:niə]	deficiency, decrease	欠乏 減少	fibrinopenia [faibrinoupí:niə]	fibrino + penia	フィブリン
			leukopenia [lù:kəpí:niə]	leuko + penia	白血球
			thrombopenia [θrɑ̀mboupí:niə]	thrombo + penia	血小板
-spasm [spǽzəm]	involuntary contraction	痙攣	blepharospasm [bléfərəspæzəm]	blepharo + spasm	眼瞼
			chirospasm [kái(ə)rəspæzəm]	chiro + spasm	手
			enterospasm [éntərəspæzəm]	entero + spasm	腸

＊ 分解の前半は以下すべて<u>造語形（連結形）</u>で示す（造語形のほうがなじみやすいので）。

Exercises ❶

「**症状に関する接尾語**」のエクササイズです。
レベルごとにチャレンジしてください。

[解答は 148 ページ]

LEVEL 1 　接尾語に注目しながら分解し，斜線で区切りましょう。

① chirospasm

② arthralgia

③ leukopenia

④ gastralgia

⑤ neuralgia

⑥ cyanosis

⑦ myolysis

⑧ lipoid

⑨ erythrocytosis

⑩ osteogenic

⑪ fibroid

⑫ nephrosis

[解答は 148 ページ]

LEVEL 2 　（　）の中に，適切な接尾語を書き入れてみましょう。

① 胃・痛　　　　　　　　gastr（　　　　　）

② 関節・痛　　　　　　　arthr（　　　　　）

③ 喉頭・痛　　　　　　　laryng（　　　　　）

④ 気管支・性の　　　　　broncho（　　　　　）

⑤ 心臓・性の　　　　　　cardio（　　　　　）

⑥ 腎臓・性の　　　　　　nephro（　　　　　）

⑦ 血液・溶解（溶血）　　hemo（　　　　　）

⑧ 皮膚・壊死　　　　　　dermo（　　　　　）

⑨ 血管・退化（脈管閉塞）angio（　　　　　）

⑩ 血小板・減少　　　　　thrombo（　　　　　）

Exercises ❶

[解答は 148 ページ]

LEVEL **3** | Please choose the correct word.

① stomach pain

    a. osteogenic　　　　b. hemolysis　　　　c. gastralgia

② origin of disease

    a. pathogenic　　　　b. cyanosis　　　　c. fibrinopenia

③ breaking down of muscle tissue

    a. enterospasm　　　　b. myolysis　　　　c. lymphoid

④ involuntary contraction of the hand

    a. chirospasm　　　　b. nephrosis　　　　c. albuminolysis

⑤ deficiency of thrombocytes in the blood

    a. lipoid　　　　b. bronchogenic　　　　c. thrombopenia

⑥ condition of red blood cells（in excess）

    a. hemolysis　　　　b. erythrocytosis　　　　c. leukopenia

⑦ like or resembling fat

    a. blepharospasm　　b. neuralgia　　　　c. lipoid

⑧ nerve pain

    a. arthralgia　　　　b. neuralgia　　　　c. gastralgia

⑨ deficiency of red blood cells

    a. leukopenia　　　　b. thrombopenia　　　　c. erythrocytopenia

⑩ causing（beginning of）cancer

    a. carcinogenic　　　b. pathogenic　　　　c. cyanosis

Dialogue ❶

Cold

Here, the nurse is at reception in the clinic of a family doctor.
The nurse questions Ms. Repass on her condition before she is admitted
into the doctor's office.

Nurse　　　　: What's the problem?
Ms. Repass : I think I've caught a cold.

Nurse　　　　: How do you feel?
Ms. Repass : I have a cough and a sore throat.

Nurse　　　　: Let me take your temperature.
　　　　　　　 (Gives the patient a thermometer. A few minutes later.)
　　　　　　　 It seems you have a fever.
Ms. Repass : I also have chills. And my joints ache.

Nurse　　　　: Do you feel nausea?
Ms. Repass : I don't feel like vomiting.

Nurse　　　　: How about your appetite?
Ms. Repass : I've been very busy and exhausted because of my work, so I have no
　　　　　　　 appetite.

Nurse　　　　: You may need nourishment. Please sit down and wait.
　　　　　　　 The doctor will see you in a few minutes.

会話 ❶

風邪

これはファミリー・ドクター（家庭医）のクリニック受付での会話です。
リーパスさんの診察の前にナースがいくつかの質問をしています。

ナース　　　　：どうなさいました。
リーパスさん：風邪をひいたようです。

ナース　　　　：どんな感じですか。
リーパスさん：咳と喉の痛みがあります。

ナース　　　　：お熱を測ってみましょう。
　　　　　　　（患者さんに体温計を渡す。数分後）
　　　　　　　熱がありますね。
リーパスさん：寒気がします。関節も痛いです。

ナース　　　　：吐き気はありますか。
リーパスさん：嘔吐などはありません。

ナース　　　　：食欲はいかがですか。
リーパスさん：仕事が非常に忙しく，疲れているせいか，食欲がありません。

ナース　　　　：栄養補給が必要ですね。座ってお待ちください。
　　　　　　　医師がすぐ来ます。

第 3 章

接尾語❷ 診断に関するもの
Diagnostic Suffixes

>>> 第2章では「症状に関する接尾語」を7つ紹介し，その応用として21の医学用語例を表中に挙げたが，分解して覚えたいくつかの単語を組み合わせて楽しんだ方は，21以上の「医学用語」を学んだことにお気づきだろう。

「医学用語」は，分解した語を何通りにも組み合わせてつくることができる。p.5のエッセンスを復習しながら**「診断に関する接尾語」**を読み進めてほしい。

-cele
[síːl]

語源は *kēlē*［G］で，意味は英語でいう hernia（ヘルニア）など。

医学用語例の cystocele の場合，cysto- の語源は *kystis*［G］，英語でいう bladder, sac（膀胱，囊）の意味なので，「膀胱ヘルニア」となる。

-ectasis
[éktəsəs]

語源は *ektasis*［G］で，英語でいう expansion（拡張），dilatation（膨張）。

医学用語例の atelectasis の場合，atel- の造語形は atelo-，語源は *atelēs*［G］で，英語でいう incomplete（不完全）の意味なので，「肺拡張不全（無気肺）」となる。

bronchiectasis の造語形 broncho- は，英語でいう bronchus（気管支）の意味であるが，複数形のときは，単数語尾 -us が -i に変化し，bronchi- となる。「気管支拡張症」のこと。

-emia
[íːmiə]

語源は *haima*［G］，英語でいう blood（血液）。さらに名詞語尾の -ia に分解できるが，-ia は症状語尾とも呼ばれる。

医学用語例 septicemia の造語形 septico- の語源は *sēptikos*［G］で，英語でいう decay（腐敗）を意味するので，「敗血症」となる。-sepsis という接尾語もあるが同じく「腐敗」の意味。たとえば，asepsis（a＋sepsis で「無菌法」），hematosepsis（敗血症）などの用語がある。

-iasis
[áiəsəs]

i ＋ asis に分解できるが，挿入字 -i- がいつも先行するので，-iasis で覚えたほうがよい。*asis*［G］は，英語でいう condition（状態）などを意味する。-iasis は症状に関する接尾語の -osis と似ている。

医学用語例 cholelithiasis の litho ＋ iasis は「結石・症」を表すが，造語形 litho- につく語尾はほとんど -iasis なので，-lithiasis と覚えてもさしつかえない。chole- が「胆汁」の意味なので「胆石症」となる。

siriasis は，語源 *seirios*［G］＜ hot, scorching（熱い）＞に -iasis が接続したもので，英語でいう sunstroke（日射病）の意味。ちなみに，天文用語「シリウス」として知られている Sirius（the Dog Star：大犬座の主星）も同じギリシャ語源である。おそらく，「全天の星の中で最も明るい・燃えるような星」という意味で名づけられたのであろう。

-itis
[áitəs]

　最もおなじみの用語だが,語源は *itis*[G]で,英語でいう inflammation（炎症, 〜炎）の意味。炎症を伴った *nosos*[G]＜ disease（疾患）＞という意味を含み,英語でいう inflammatory disease（炎症性疾患）一般を指す。体のある部位や臓器に炎症があれば,その臓器・部位に -itis をつけて合成語をつくることができる。たとえば,耳（oto-）に炎症があると otitis（耳炎）になり,子宮（hystero-）に炎症があると hysteritis（子宮炎）となる。

　医学用語例の poliomyelitis は,「灰白髄の炎症：ポリオ」である。

-malacia
[məléiʃiə]

　これはギリシャ語源の造語形 malaco- ＜ soft（柔らかい）, lazy, inactive（怠惰な）, sluggish（のろい）などの意味を含む＞に名詞語尾 -ia がついたもの。発音が東南アジアのマレーシア Malaysia に似ているが,地理的にマレーシアは日本から「南下」した所にあり,接尾語 -malacia の意味も「軟化」なので覚えやすい。

-megaly
[mégəli]

　語源は *megas*[G]で,造語形は mega-, megalo- となり,英語でいう enlargement（肥大, 拡大）を意味する。-megaly は名詞語尾の -y がついた形。英語の megaphone（拡声器）, megawatt（メガワット：電力の単位）, megavolt（電位差の単位）, megalopolis（巨帯都市：広大な地域にわたって帯状に連続する都市群）などにも派生している。

-oma
[óumə]

　語源は *ōma*[G]で,英語でいう tumor（腫瘍・腫瘤）, morbid growth（病的成長）の意味。

　医学用語例の carcinoma の場合,carcin- の語源は *karkinos*[G]＜英語でいう cancer（蟹, 癌）＞なので,「癌腫」を指す。

　carcinoma は, epithelial tissue（上皮性）の malignant tumor（悪性腫瘍）であり, non-epithelial（非上皮性）の malignant tumor を意味する sarcoma（肉腫）と区別している。

-osis
[óusəs]

p.11 でも説明した用語だが,「症状」がそのまま「診断」として用いられることが多いため再掲した。

医学用語例の arteriosclerosis は,英語でいうと hardening of the arteries,つまり「動脈硬化症」を表す。分解すると,arterio- の語源は *artēria*[G],[L]で,英語でいう artery（動脈）,sclero- の語源は *skleros*[G]で,英語でいう hard（硬い）を意味する。

-pathy
[pəθi]

語源は *pathos*[G]で,英語でいう disease, suffering（病気,障害）の意味だが,これに -y（名詞語尾）がついた形。

pathos[G]には passion（情念）, emotion（感情）の意味もある。ちなみに,empathy（感情移入,他者の感情を想像する能力）の em- には「中に入れる：into」の意味がある（基は *en*[G]だが,b, m, p の前では変形するといわれる）。

-ptosis
[tóusəs]

語源は *ptōsis*[G]で,英語でいう falling, dropping（下垂,落下）の意味。

医学用語例の blepharoptosis は,麻痺により「blephar-（上眼瞼）が下垂すること」,つまり「眼瞼下垂」。

-rhexis
[réksəs]

語源は *rhēxis*[G]で,英語でいう rupture（破裂,破壊）の意味。

医学用語例の arteriorrhexis は,「arteri-（動脈）が破裂すること」,つまり「動脈破裂」。

>>> 「診断に関する接尾語」のまとめ（表2）

接尾語	英語の意味	日本語の意味	医学用語例	分解と意味	
-cele [siːl]	hernia, tumor, protrusion, swelling, cavity	ヘルニア 腫瘍 突出 腫脹 空洞	cystocele [sístəsiːl]	cysto + cele	膀胱
			hydrocele [háidrəsiːl]	hydro + cele	水
			myelocele [máiələsiːl]	myelo + cele	脊髄
-ectasis [éktəsəs]	expansion, dilatation	拡張 膨脹	angiectasis [ændʒiéktəsəs]	angio + ectasis	血管
			atelectasis [æt(ə)léktəsəs]	atelo + ectasis	不完全
			bronchiectasis [brɑ̀ŋkiéktəsəs]	broncho + ectasis	気管支
-emia [íːmiə]	blood	血	hyperglycemia [hàipə:glaisíːmiə]	hyper + glyco + emia	高い 糖, 甘い
			polycythemia [pɑ̀lisaiθíːmiə]	poly + cyto + h·emia	多い, 過剰 細胞
			septicemia [sèptəsíːmiə]	septico + emia	腐敗
-iasis [áiəsəs]	condition, formation of, presence of	（病的）状態 形成する 現存する	cholelithiasis [kòuliliθáiəsəs]	chole + litho + iasis	胆汁 結石
			nephrolithiasis [nèfrouliθáiəsəs]	nephro + litho + iasis	腎 結石
			siriasis [səráiəsəs]	sir + iasis	（語源は）熱い
-itis [áitəs]	inflammation	炎症	carditis [kɑː(r)dáitəs]	cardio + itis	心臓
			dermatitis [də̀ː(r)mətáitəs]	dermato + itis	皮膚
			poliomyelitis [pòuliəmaiəláitəs]	polio + myelo + itis	灰白 脊髄
-malacia [məléiʃiə]	softening	軟化	encephalomalacia [insèfəlouməléiʃiə]	encephalo + malacia	脳
			osteomalacia [àstiouməléiʃiə]	osteo + malacia	骨
			splenomalacia [spliːnouməléiʃiə]	spleno + malacia	脾臓

>>> 「診断に関する接尾語」のまとめ（表２つづき）

接尾語	英語の意味	日本語の意味	医学用語例	分解と意味	
-megaly [mégəli]	enlargement	肥大，拡大	acromegaly [æ̀kroumégəli]	acro + megaly	先端，末端
			cardiomegaly [kàː(r)diəmégəli]	cardio + megaly	心臓
			hepatomegaly [hipæ̀təmégəli]	hepato + megaly	肝臓
-oma [óumə]	tumor	腫瘍	adenoma [æd(ə)nóumə]	adeno + oma	腺
			carcinoma [kàː(r)s(ə)nóumə]	carcino + oma	上皮性癌
			glioblastoma [glàioublæstóumə]	glio + blasto + oma	神経膠細胞 芽細胞
-osis [óusəs]	condition, disease, increase	（病気の）状態 病気 増加	arteriosclerosis [ɑːtìːriouskliəróusəs]	arterio + sclero + osis	動脈 硬い，硬化
			heliosis [hìːliousəs]	helio + osis	太陽
			sarcoidosis [sàː(r)kɔidóusəs]	sarco + oid + osis	肉 形，〜のような
-pathy [pəθi]	disease, suffering	病気 障害	adenopathy [æd(ə)nápəθi]	adeno + pathy	腺
			endocrinopathy [èndəkrinápəθi]	endocrino + pathy	内分泌
			myopathy [maiápəθi]	myo + pathy	筋
-ptosis [tóusəs]	falling, dropping	下垂 落下	blepharoptosis [blefərɑptóusəs]	blepharo + ptosis	眼瞼
			gastroptosis [gæstrɑptóusəs]	gastro + ptosis	胃
			nephroptosis [nefrɑptóusəs]	nephro + ptosis	腎
-rhexis [réksəs]	rupture	破裂，破壊	arteriorrhexis [ɑːtìːriəréksəs]	arterio + or ·rhexis*	動脈
			hysterorrhexis [hìstərouréksəs]	hystero + or·rhexis	子宮
			ovariorrhexis [ouvèəriəréksəs]	ovario + or·rhexis	卵巣

* -rhexis がギリシャ語源の orrho- ＜ combining form meaning serum（「血清」を意味する造語形）＞とどうかかわっているのかはっきりしないけれ
ども（著者は関係があると思っているが，調べてもどこにも記述がない），「orrh- グループ」と称される，主として消化器系用語の造語形につく接尾
語がある。同じような用語に，-orrhagia（出血，破損），-orrhea（漏出），-orrhaphy（縫合）などがある。

Exercises ❷

「**診断に関する接尾語**」のエクササイズです。
レベルごとにチャレンジしてください。

［解答は 148 ページ］

| LEVEL **1** | 接尾語に注目しながら分解し，斜線で区切りましょう。 |

① heliosis

② dermatitis

③ blepharoptosis

④ bronchiectasis

⑤ arteriorrhexis

⑥ hyperglycemia

⑦ hepatomegaly

⑧ cholelithiasis

⑨ carcinoma

⑩ hydrocele

⑪ myopathy

⑫ encephalomalacia

［解答は 148 ページ］

| LEVEL **2** | （　）の中に，適切な接尾語を書き入れてみましょう。 |

① 脊髄・ヘルニア　　　myelo（　　　　　　）

② 気管支・拡張　　　　bronchi（　　　　　　）

③ 白い・血液（白血病）　leuk（　　　　　）

④ 腎・結石　　　　　　nephro（　　　　　）

⑤ 静脈・炎　　　　　　phleb（　　　　　）

⑥ 骨・軟化　　　　　　osteo（　　　　　）

⑦ 心臓・肥大　　　　　cardio（　　　　　）

⑧ 腺・腫瘍（腺腫）　　aden（　　　　　）

⑨ 太陽・症状（日射病）　heli（　　　　）

⑩ 筋・炎症　　　　　　myos（　　　　　）

Exercises ❷

[解答は 148-149 ページ]

LEVEL **3**

A Please match.

① -pathy   a. blood

② -lithiasis   b. decrease

③ -malacia   c. softening

④ -megaly   d. presence of stones

⑤ -emia   e. enlarged

                 f. disease

B Please choose the correct word.

① inflammation of the liver

② enlargement of vessels

③ inflammation of the appendix

④ fallen condition of the tongue

⑤ disease of the muscles

⑥ enlargement of the heart

⑦ expansion of the bronchi

⑧ stones in the kidneys

⑨ fat in the blood

⑩ rupture of the uterus

a. lipemia   e. hysterorrhexis   i. angiomegaly

b. myopathy   f. nephrolithiasis   j. hepatomegaly

c. appendicitis   g. cardiomegaly   k. cardiology

d. bronchiectasis   h. glossoptosis   l. hepatitis

C Please separate each word correctly.

① myopathy   ④ cardiomegaly

② osteomalacia   ⑤ nephrolithiasis

③ leukemia

Dialogue ❷

Vital signs

Taking vital signs is a regular procedure within the hospital setting.
Here, a member of the medical staff gives simple instructions
to the patient to facilitate the procedures.

Medical staff : Good morning, Mr. Gene.

It's time to check your vital signs.

Mr. Gene : Yes, I know. Temperature, pulse, respiration, umm...

Medical staff : Don't forget bowel sounds.

Mr. Gene : That's right.

Medical staff : Now, keep this thermometer under your arm until you hear the signal.

In the meantime, let me check your blood pressure.

Roll up your sleeve, please.

Your reading is 135 over 80.

Mr. Gene : I'm doing fine, right?

Medical staff : I'm pleased to say that you are.

Now, I'm going to listen to your chest sounds.

(Opens his gown.)

Take a deep breath, please. Now, breathe out slowly.

Sounds good to me. Next, I'll check your bowel sounds.

Mr. Gene : Okay.

会話 ❷

バイタルサイン

病院ではバイタルサインを測定するのが常です。
医療スタッフが患者さんへ簡単な手順を説明する場面での会話です。

医療スタッフ ：ジーンさん，おはようございます。
　　　　　　　　検温などの時間です。

ジーンさん 　：はい，わかっています。熱，脈拍，呼吸，それから……。

医療スタッフ ：腸音も入れてくださいね。

ジーンさん 　：そうでした。

医療スタッフ ：では，腕の下にこの体温計をはさんで，音が鳴るまで保ってください。
　　　　　　　　その間に，血圧を測らせてください。
　　　　　　　　袖をめくってください。
　　　　　　　　135 の 80 です。

ジーンさん 　：よくなっていますよね。

医療スタッフ ：嬉しいことに，そうですよ。
　　　　　　　　今度は呼吸音を聴きます。
　　　　　　　　（ジーンさんのガウンを開く）
　　　　　　　　深く息を吸ってください。はい，ゆっくり吐いて。
　　　　　　　　音もよいですよ。次は腸音をチェックします。

ジーンさん 　：どうぞ。

第 4 章

接尾語❸ 手術に関するもの
Operative Suffixes

>>> 第3章では「診断に関する接尾語」を学んだが，-itis →「炎症」と即答できるだろうか。
よく使われる用語は identify（識別）できるように繰り返し復習しよう。
ここでは**「手術に関する接尾語」**を，p.32〜33の一覧表を参照しながら学習しよう。

-centesis
[sentí:səs]

語源は *kentēsis*［G］で，英語でいう puncture（穿刺）の意味。
医学用語例の abdominocentesis は，abdominal paracentesis ともいうが，abdomino- は *abdomen*［L］が語源で，英語でいう belly（腹部）の意味なので，「腹腔穿刺術」を指す。
paracentesis（穿刺術）の para- は，接頭語で以下のように多様な意味をもつ（①〜を越えて，②側に，③副の，④近接，⑤不規則，⑥背反，⑦以外，⑧病的異常，⑨障害，⑩誤れる，⑪不随的，⑫遠くの，⑬間接的，⑭類似，など）。
造語形 -para は，ラテン語の *pario*（産む）を表す。
para Ⅰ：1回経産婦，初産婦のこと。unipara，primipara ともいう。
para Ⅱ：2回経産婦。bipara，deuteripara ともいう。
thoracocentesis は，thoracentesis ともいい，thoraco- の語源が *thōrax*，*thōrakos*［G］で，英語でいう chest（胸）の意味なので，「胸腔穿刺術」を指す。

-desis
[dəsəs]

語源は *desis*［G］は，英語でいう binding（結合），fixation（固定）を意味する。
spondylosyndesis は，英語でいう vertebra（脊椎）を意味する語源 *spondylos*［G］と，with，together（共同）を意味する語源 *syn*［G］の合成語に *desis*［G］がついたもので，「脊椎癒合術」を指す。

-ectomy
[éktəmi]

本来は ec- と -tomy から成り，英語でいう excision（切除術）の意味。ec- は，ex- の変形で，語源は *ek*［G］，英語でいう out（外）の意味。『造語方式による医学英和辞典』（巻末資料参照）を著した宮野によると，「-tomy は *tomia*［G］が語源で，英語でいう cutting（切る），incision（切り込み）の意。これに対し，-ectomy は cutting out（切り離す），excision（切りとり）の意」とある。
医学用語例の myomectomy の myo- の語源は *mys*［G］で，「筋肉」の意味。語幹 myoma- は，myo- と -oma（腫瘍）に分解できるが，myoma-（筋腫）としてよく使われる。myomectomy（筋腫切除術）における myo- の o と -oma の a の消失は，結合母音の省略例の1つ。

oophorectomy の oophor- の語源は, *oophoron*［L］＜英語でいう ovary（卵巣）＞や *ōophoros*［G］＜英語でいう bearing eggs（抱卵）＞からきており, さらに, oo- と -phoro に分解できる。oo- の語源 *ōon*［G］は英語でいう egg / eggs（卵）を意味し, *ovum*［L］と同じである。同類語に, oval, ovary, ovo-, ovum がある。-phoro はギリシャ語源の造語形で, 英語でいう bearer（産み出すもの）, bearing（抱える）, carrying（支え運ぶ）の意味をもつ。oophorectomy で「卵巣摘出術」となる。

-lithotomy
[liθátəmi]

litho- は *lithos*［G］が語源で, 英語でいう stone（石）, calculus（結石）の意味。-lithotomy は, これに前述の -tomy がついたもので「結石切開術」を指す。ちなみに, 「結石切除術」には lithectomy を用いる。

litho- で始まるほかの用語例：

lithiasis　結石症

lithotripsy　砕石術

医学用語例 nephrolithotomy の場合, nephro- の語源が *nephros*［G］で, 英語でいう kidney（腎臓）を意味するので, 「腎切石術」となる。

sialolithotomy の場合, sialo- の語源が *sialon*［G］で, 英語でいう saliva（唾液）を意味するので, 「唾石切開術」となる。

-pexy
[pèksi]

語源は *pēxis*［G］で, 英語でいう fixation（固定）の意味。suspension＜吊すこと, 懸垂（固定）術＞という意味もある。

-plasty
[plǽsti]

語源は *plassein*［G］で, 英語でいう to form（形成すること）, the act or process of forming（形成する行動あるいは過程）を意味することから, -plasty は surgical correction（形成術）を意味する。plastic surgery も同様の意味。

医学用語例 cheiloplasty の場合, cheilo- または chilo- の語源は *cheilos*［G］で, 英語でいう lip（唇）の意味なので, 「口唇形成術」を指す。

palatoplasty の場合, palato- は *palatum*［L］が語源で, 英語でいう palate（口蓋）の意味なので, 「口蓋形成術」を指す。

-rhaphy
[rəfi]

　語源は *rhaphē* [G] で，英語でいう suture（縫い合わせる，縫合術）の意味。p.22 注記で紹介した「orrh- グループ」の１つである。

　医学用語例 perineorrhaphy の場合，perineo- の語源が *perinaion*，*perineos* [G] で，英語でいう perineum（会陰）を意味するので，「会陰縫合術」を指す。

　trachelorrhaphy の場合，trachelo- の語源が *trachēlos* [G] で，英語でいう neck（頸），cervix（子宮頸部）を意味するので，「子宮頸縫合術」となる。

-scopy
[skəpi]

　語源は *skopein* [G] で，英語でいう inspection（検査），to view（眺める），to examine（検査する），visual examination（見る検査）を意味する。

　scope は「検査鏡」のことだが，語源は *skopos* [G] で，英語でいう mark，target，aim，goal（視界，視野，範囲，目標）などの意味をもつ。スペルが似ているものに scoop があるが，こちらは「スクープ（特ダネ）」「すくう」という意味なので，間違わないように気をつける。

-stomy
[stəmi]

　語源は *stoma* [G] で，英語でいう mouth（口），opening（開口）の意味。同じく語源の *stomoun* [G] は，英語でいう creation of permanent opening（開口部の造設），つまり「造瘻術」のこと。

-tomy
[təmi]

　語源は，*tomē* [G]，英語でいう incision（切開術）の意味。

　医学用語例 laparotomy の場合，laparo- の語源は *lapara* [G]，英語でいう flank（側腹）の意味なので，「開腹術」を指す。

　myringotomy は tympanotomy ともいう。前者の語源 *myringa* [L] は drum membrane（鼓膜）の意味で，tympano- は *tympanon* [G]（太鼓）からきているが，ともに「鼓膜切開術」を指す。

-tripsy
[trìpsi]

　語源は *tripsis*［G］で，英語でいう crushing（粉砕），friction（摩擦）の意味。

　医学用語例 phrenicotripsy の場合，phrenico- の語源は *phrenicus*［L］，*phrēn*［G］であり，英語でいう diaphragm（横隔膜）を意味するので，「横隔膜神経圧挫（術）」となる。

　phrēn［G］には，「横隔膜」のほかに mind（精神）の意味がある。

　たとえば，phren- に -ia という症状語尾をつけると -phrenia（精神病）となり，schizophrenia は「統合失調症」，presbyophrenia は「老年性認知症」になる。aphrenia は dementia と同じ認知症の意味だが，ここで使われている a- は接頭語で「無」を意味する。

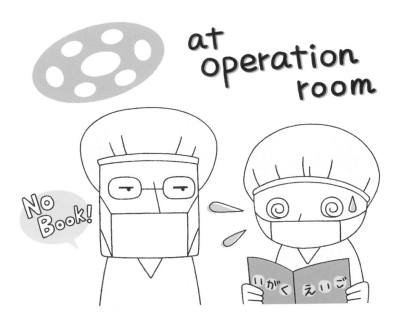

>>> 「**手術に関する接尾語**」のまとめ（表3）

接尾語	英語の意味	暗記 シート ▼ 日本語の意味	医学用語例	分解と意味	暗記 シート ▼
-centesis [sentíːsəs]	puncture	穿刺	abdominocentesis [æbdɑminousentíːsəs]	abdomino + centesis	腹部
			paracentesis [pærəsentíːsəs]	para + centesis	側に，副の
			thoracocentesis [θɔːrəkousentíːsəs]	thoraco + centesis	胸腔
-desis [dəsəs]	binding, fixation	結合 固定術，定着	arthrodesis [ɑː(r)θrádəsəs]	arthro + desis	関節
			spondylosyndesis [spɑndəlousindíːsəs]	spondylo + syn + desis	脊椎 "with" 共同
			tenodesis [tinádəsəs]	teno + desis	腱
-ectomy [éktəmi]	excision	切除術	myomectomy [màiəméktəmi]	myo + om·a + ectomy	筋肉 腫瘍
			oophorectomy [òuəfəréktəmi]	oophoro + ectomy	卵巣
			tonsillectomy [tànsəléktəmi]	tonsill + ectomy	扁桃腺
-lithotomy [liθátəmi]	removal of stones	結石切開術	cholelithotomy [kouliliθátəmi]	chole + lithotomy	胆汁
			nephrolithotomy [nèfrouliθátəmi]	nephro + lithotomy	腎
			sialolithotomy [saiəliθátəmi]	sialo + lithotomy	唾液
-pexy [pèksi]	fixation, suspension	固定術 懸垂	hysteropexy [hístərəpèksi]	hystero + pexy	子宮
			mastopexy [mæstəpèksi]	masto + pexy	乳房
			orchiopexy [ɔ́ːkiəpèksi]	orchio + pexy	睾丸
-plasty [plæsti]	surgical correction, plastic repair of	形成術	cheiloplasty [káilouplæsti]	cheilo + plasty	唇
			dermatoplasty [də(r)mætəplæsti]	dermato + plasty	皮膚
			palatoplasty [pælətəplæsti]	palato + plasty	口蓋

>>> 「**手術に関する接尾語**」のまとめ（表３つづき）

接尾語	英語の意味	日本語の意味	医学用語例	分解と意味	
-rhaphy [rəfi]	suture	縫合術	myorrhaphy [maió:rəfi]	myo + or·rhaphy	筋
			perineorrhaphy [perini:ó:rəfi]	perineo + or·rhaphy	会陰
			trachelorrhaphy [treikiló:rəfi]	trachelo + or·rhaphy	子宮頸
-scopy [skəpi]	inspection, visual 　examination	検査 観察	bronchoscopy [brɑŋkáskəpi]	broncho + scopy	気管支
			cystoscopy [sistáskəpi]	cysto + scopy	膀胱
			esophagoscopy [isàfəgáskəpi]	esophago + scopy	食道
-stomy [stəmi]	creation of permanent opening	造瘻術 吻合術	colostomy [kəlástəmi]	colo + stomy	結腸・大腸
			cystostomy [sistástəmi]	cysto + stomy	膀胱
			gastroduodenostomy [gæstroudju:oudinástəmi]	gastro + duodeno + stomy	胃 十二指腸
-tomy [təmi]	incision	切開術	laparotomy [læpərátəmi]	laparo + tomy	腹部
			myringotomy [mìrəngátəmi]	myringo + tomy	鼓膜
			thoracotomy [θɔ̀:rəkátəmi]	thoraco + tomy	胸部
-tripsy [trìpsi]	crushing, friction	粉砕術 摩擦	angiotripsy [ændʒiətrìpsi]	angio + tripsy	血管
			lithotripsy [líθətrìpsi]	litho + tripsy	結石
			phrenicotripsy [frenikətrípsi]	phrenico + tripsy	横隔膜

Exercises ❸

「**手術に関する接尾語**」のエクササイズです。
レベルごとにチャレンジしてください。

[解答は 149 ページ]

LEVEL 1 接尾語に注目しながら分解し，斜線で区切りましょう。

① thoracocentesis

② tenodesis

③ oophorectomy

④ cholelithotomy

⑤ hysteropexy

⑥ dermatoplasty

⑦ perineorrhaphy

⑧ esophagoscopy

⑨ gastroduodenostomy

⑩ thoracotomy

⑪ lithotripsy

⑫ laparotomy

[解答は 149 ページ]

LEVEL 2 （　）の中に，適切な接尾語を書き入れてみましょう。

① 腹部・穿刺	abdomino（　　　　　）
② 関節・固定術	arthro（　　　　　）
③ 扁桃腺・切除術	tonsill（　　　　　）
④ 胆嚢・結石切開術	chole（　　　　　）
⑤ 卵巣・固定術	oophoro（　　　　　）
⑥ 皮膚・形成術	dermato（　　　　　）
⑦ 子宮頸・縫合術	trachel（　　　　　）
⑧ 膀胱・検査（鏡）	cysto（　　　　　）
⑨ 結腸・造瘻（人工肛門形成術）	colo（　　　　　）
⑩ 結石・粉砕術	litho（　　　　　）

Exercises ❸

［解答は 149 ページ］

LEVEL **3**

Please study the following words, then choose the correct answers for the questions below. Recognition skills.

a. gastroscopy
b. myorrhaphy
c. colostomy
d. hysteropexy
e. cardiocentesis

f. esophagoscopy
g. dermatoplasty
h. tonsillectomy
i. nephrolithotomy
j. arthrodesis

k. pancreatectomy
l. bronchoscopy
m. osteoplasty
n. lithotripsy
o. gastroenterostomy

① removal (excision) of the pancreas
② suture of a muscle (myo-)
③ plastic repair (or rebuilding) of a bone
④ examination of the stomach
⑤ creating permanent opening between the stomach and the intestines (entero-)
⑥ removal of stones (litho-) from the kidney
⑦ binding (or fixation) of a joint
⑧ surgical puncture of the heart
⑨ plastic repair of the skin
⑩ examination of the bronchi
⑪ creating a permanent opening in the colon
⑫ crushing of stones
⑬ fixation of the uterus (hystero-)
⑭ excision of the tonsils
⑮ examination of the esophagus

Dialogue ❸

Preoperative care

The purpose of this conversation between the nurse and Mr. McMullen is to instruct the patient on the necessary procedures in preparation for surgery and to reassure the patient.

Nurse : Mr. McMullen, you are scheduled for your operation tomorrow at 8 a.m.

Mr. McMullen : Nurse, I'm a little worried about my operation.

Nurse : I understand your feelings.

Let me explain the preoperative procedures to put your mind at ease.

Mr. McMullen : Thank you very much.

Nurse : This afternoon we'll prepare your abdominal area by shaving and cleansing. Please take a shower after that. Eat a normal supper tonight, but don't eat or drink anything after 9 p.m.

Mr. McMullen : Not even tea?

Nurse : Not even a sip of water.

You need to have an empty stomach for your operation.

If you need medication, we'll give it to you before 9 p.m.

Mr. McMullen : How about tomorrow?

Nurse : Tomorrow we'll start an intravenous drip and then you'll be ready.

Mr. McMullen : I'm worried about the pain after the operation.

Nurse : Be sure to let us know if you are having pain.

We're here to help you at any time.

Mr. McMullen : I feel greatly relieved. Thank you.

会話 ❸

術前のケア

この場面では，ナースが患者さんへ手術前に必要な事柄の説明を行うことにより，心の準備をしてもらっています。

ナース ： マクマレンさん，あなたの手術は明日朝8時に予定されています。

マクマレンさん： 看護師さん，手術のことがちょっと心配です。

ナース ： あなたのお気持ちはわかります。
安心できるように，手術前の手順を説明しましょう。

マクマレンさん： どうもありがとう。

ナース ： 今日の午後に，手術をするための準備としてお腹のあたりを毛剃りしてきれいにします。それからシャワーを浴びてください。今晩は普通に夕食をとってよいですが，夜9時以降は何も飲食できません。

マクマレンさん： お茶もだめですか。

ナース ： お水一口でもだめですよ。
手術のためにお腹の中を空にしなくてはならないのです。
もしお薬が必要なときは，9時前には持ってきます。

マクマレンさん： 明日はどうですか。

ナース ： 明日は点滴を始めて，準備終了です。

マクマレンさん： 手術後の痛みが心配です。

ナース ： もし痛みがあるようでしたら，ちゃんと教えてください。
いつでも援助します。

マクマレンさん： 気持ちがとても楽になりました。ありがとう。

"色"に関する知恵袋

第2章（p.11）で，cyanosis（チアノーゼ）の cyano- はギリシャ語源で blue（藍色，青色）の意味をもつことを学習した。また，leukemia（白血病）の leuko- はギリシャ語源で white（白）の意味をもつ。そのほかの "色" に関する語源を見てみよう。

✴ aquamarine　藍玉・藍青色

夏によく見かける "アクアマリン" 色は，*aqua*［L］（water：水）と *marina*［L］（sea：海）の語源からくる。

✴ flavin　黄色色素

flavo- の語源は *flāvus*［L］（yellow：黄色）で，flavine，特に，riboflavine（ビタミンB類）を示す。ちなみに ribose は五炭糖（pentose）のこと。前出の宮野は『造語方式による医学英和辞典』の中で，ribose について「アラビノース（arabinose：五炭糖の1つ）の綴りから抽出して並び方を変えた，英語の "字謎遊び，anagram" の一種と考えることができる」と述べている。

✴ green　緑色

green には，語源 *grün*［G］からくる to grow（成長する）の意味もある。同じく緑を示す chloro- は *chloros*［G］が語源。葉緑素のクロロフィル chlorophyll は，chloro- と -phyll（語源は *phyllon*［G］で leaf：葉の意味）から合成された。

✴ melancholy　憂うつ・黒胆汁

メランコリーの melano- の語源は *mēlas*［G］（black：黒色）と *cholē*［G］（bile：胆汁）で，形容詞語尾 -y がついている。「黒胆汁質」という意味もある。皮膚の "メラニン" 色素も同語源である。黒を表す語としてほかに，atri-（語源は *atri*［L］），nigri-（語源は *niger*［L］）が用いられる。

✴ ruby　紅玉・深紅色

ルビーの語源は *ruber*［L］（deep red：深赤）で，形容詞語尾の -y がついている。赤を示す語としてほかに，よく使われる erythro-（語源は *erythrōs*［G］）があり，用語例として p.11 にも挙げた erythrocyte（赤血球）がある。rubeola（はしか）や rubella（風疹）も同じ語源。

第 5 章

語幹① 筋・骨格系
Roots : Musculoskeletal System

>>> ここからは「医学用語」の語幹を系統別に学習していこう。接尾語の各章ですでに多くの語幹に触れてきたので，なじんだ用語が多く，楽に学べると思う。

エッセンス❺（p.5）で述べたように，語幹は体の部位や臓器を示す基本となる用語である。「**筋・骨格系の語幹**」から始めるので，一覧表（p.43 ～ 44）にある医学用語例を参照しながら学習しよう。

---

arthr-
[ɑ:(r)θr]

語源は *arthron*［G］で，英語でいう joint（関節）の意味がある。さらに細かく見ると，*ar*［G］＜英語でいう to join（結合する，連結する）＞が基になっている。たとえば，arm（腕）も基は同じである。

---

chondr-
[kándr]

語源は *chondros*［G］で，英語でいう cartilage（軟骨）の意味。grain（穀物）や corn（とうもろこし）の意味もある。*frendere*［L］も同系語で，to gnash the teeth（歯ぎしりする）の意味が含まれているのは興味深い。

---

oste-
[ɑsti]

語源は *osteon*［G］で，英語でいう bone（骨）の意味。osteo- の形のときもある。

医学用語例の osteoplasia の場合，-plasia の語源 *plasis*［G］が，英語でいう formation（形成，成長）の意味をもつので，「骨形成」を指す。

osteoporosis の場合，-poro が「孔」であり＜語源の *poros*［G］は英語でいう passage（通路）の意味＞，それに -osis（症状）が加わるので，「骨粗鬆症」を意味する。

---

spondyl-
[spándəl]

語源は *spondylos*［G］で，英語でいう vertebra（脊椎），spinal column（脊柱）の意味。

医学用語例 spondylolysis の場合，-lysis が第2章の「症状に関する接尾語」で学んだように dissolution（溶解，分離）の意味なので，「脊椎分離」を指す。

spondylosyndesis も，第4章の「手術に関する接尾語」のところですでに出てきた用語。-syn- と -desis に分解できるが，-syndesis（結合）で覚えてしまってもよい。

chir-/cheir-
[kái(ə)r]

語源は *cheir* [G] で，英語でいう hand（手）の意味。

医学用語例 chiromegaly は，第3章の「診断に関する接尾語」で説明した -megaly との組み合わせで，「巨手症」を指す。英語でいうと，abnormally large size of the hands and wrists となる。

chiropractic（e）は，最近よく町の看板に見られる「カイロプラクティック」，いわゆる「指圧療法」のことである。

ちなみに，古語の chirurgeon は「外科医」のことで，前出の宮野によると，「chiro- に ergon [G] ＜英語でいう to work（働く）＞がついたもの」である。chirurgey は「外科（surgery）」の旧名。

第2章の「症状に関する接尾語」で学んだ -spasm の医学用語例 chirospasm「手の痙攣」＝「書痙」を覚えているだろうか。

dactyl-
[dǽktil]

語源は *dactylos* [G] で，英語でいう finger（手指），toe（足指）の意味。

医学用語例 dactylogram の場合，-gram の語源が *gramma* [G]，英語でいう mark（図，記録）に相当するので，「指の記録」つまり「指紋」を指す。

dactylomegaly と似た用語に macrodactylia があり，ともに「巨指症」のこと。

cost-
[kást]

語源は *costa* [G]，[L] で，英語でいう rib（肋骨），side（側），coast（海岸，沿岸）の意味がある。

医学用語例 costophrenic の -phren- は，第4章でもふれたが，英語でいう diaphragm（横隔膜），mind（精神）などの意味を含む。

crani-
[kréini]

語源は *krānion* [G]，*cranium* [L] で，英語でいう skull（頭蓋）の意味。cranial は，「頭蓋の」を意味する形容詞。

医学用語例 craniometer は「頭蓋計測器」のこと。

my-
[mái]

語源は *mys*［G］，英語でいう muscle（筋肉）の意味。巻末文献頁に挙げた相沢忠一の文献「基本的な医学英語とラテン・ギリシャ語源」の p.194 によると，元は「ハツカネズミ」の意味があり，*musculus*［L］（＝ muscle）は，「筋肉が皮下で収縮する様子がネズミの動く様に似ているところから名付けられた」とされている。調べてみると，*mus*［L］にも *mys*［G］にも，mouse（ネズミ）の意味がある。

造語形 myo- に関する医学用語例を，いくつか挙げてみる。

amyotrophic lateral sclerosis（ALS） 筋萎縮性側索硬化症

myatonia 筋無緊張症

myopathy 筋疾患，筋障害

myasthenic syndrome 筋無力症症候群

myocardiogram 心筋運動記録

myograph 筋運動記録器，ミオグラフ

Fountain
of
Wisdom
"花"に関する知恵袋

ここでは "花" に関する語源を見てみよう。

＊ *Helianthus* 向日葵

向日葵の学術名は *helianthus*（sun + flower），ヒリアンサス。キク科ヒマワリ属の植物の総称。夏のぎらぎらした太陽に顔を向けて咲く向日葵は，まさしく「太陽の花」。ヒマワリ属の仲間には，小さな花頭をもった「小向日葵」*microcephalus*（small + head）や，10 の弁をもった花 *decapetalus*（ten + petals）がある。

＊ *Hydrangea* 紫陽花

紫陽花の学術名は *hydrangea*（water + vessel），ハイドランジア。アジサイ属の低木の総称。梅雨の頃に色鮮やかに咲く紫陽花は，「水の管」のごとく水分を吸い上げて咲く。2, 3 日水遣りを忘れるとしおれてしまうが水を与えるとすぐに元気になる「水の管」を見ると，納得する命名である。

>>> 「**筋・骨格系の語幹**」のまとめ（表4）

語　幹	英語の意味	日本語の意味	医学用語例	分解と意味	
arthr- [ɑ:(r)θr]	joint	関節	arthralgia [ɑ:(r)θrǽldʒ(i)ə]	arthro + algia	痛み
			arthredema [ɑ:(r)θridí:mə]	arthro + edema	浮腫
			arthroplasty [ɑ́:(r)θrəplæsti]	arthro + plasty	形成術
chondr- [kándr]	cartilage	軟骨	chondralgia [kɑndrǽldʒiə]	chondro + algia	痛み
			chondrectomy [kɑndréktəmi]	chondro + ectomy	切除術
			chondrofibroma [kɑndroufaibróumə]	chondro + fibro + oma	線維 腫瘍
oste- [ɑsti]	bone	骨	osteomalacia [àstiouməléiʃiə]	osteo + malacia	軟化
			osteomyelitis [àstioumaiəláitəs]	osteo + myelo + itis	骨髄 炎症
			osteoporosis [àstioupɔ:róusəs]	osteo + poro + osis	孔 症状
spondyl- [spándəl]	vertebra, spinal column	脊椎 脊柱	spondylitis [spàndəláitəs]	spondylo + itis	炎症
			spondylolysis [spandəlálisəs]	spondylo + lysis	分解, 分離
			spondylosyndesis [spandəlousindí:səs]	spondylo + syn + desis	～と共に 固定, 結合
chir-/cheir- [kái(ə)r]	hand	手	chiromegaly [kai(ə)rəmégəli]	chiro + megaly	肥大
			chiroplasty [kái(ə)rəplæsti]	chiro + plasty	形成術
			chiropractic [kài(ə)rəprǽktik]	chiro + pract + ic	実施 ～性の
dactyl- [dǽktil]	finger, toe	手指 足指	dactylogram [dæktíləgræm]	dactylo + gram	図, 記録
			dactylomegaly [dæktiləmégəli]	dactylo + megaly	肥大
			dactylospasm [dæktiləspǽzəm]	dactylo + spasm	痙攣

>>> 「**筋・骨格系の語幹**」のまとめ（表4つづき）

語　幹	英語の意味	日本語の意味	医学用語例	分解と意味	
cost- [kάst]	rib	肋骨	costectomy [kastéktəmi]	costo + ectomy	切除
			costochondral [kastəkándrəl]	costo + chondro + al	軟骨 ～の
			costophrenic [kastəfrénik]	costo + phreno + ic	横隔膜 ～性の
crani- [kréini]	skull	頭蓋	craniometer [krèiniámətə(r)]	cranio + meter	計測器
			craniopuncture [kreiniəpʌ́nktʃər]	cranio + puncture	穿刺
			craniotomy [krèiniátəmi]	cranio + tomy	切開術
my- [mái]	muscle	筋肉	myatonia [máiətóuniə]	myo + a + tono + ia	否定語 緊張 症状の名詞語尾
			myopathy [maiápəθi]	myo + pathy	病気
			myositis [máiəsáitəs]	myo + s + itis	挿入字 炎症

暗記シート

暗記シート

Exercises ④

「**筋・骨格系の語幹**」のエクササイズです。
レベルごとにチャレンジしてください。

［解答は 149 ページ］

| LEVEL **1** | 語幹に注目しながら分解し，斜線で区切りましょう。 |

① chondrectomy

② osteomalacia

③ spondylitis

④ chiromegaly

⑤ craniotomy

⑥ costochondral

⑦ dactylogram

⑧ arthredema

⑨ osteomyelitis

⑩ myopathy

［解答は 149 ページ］

| LEVEL **2** | （　）の中に，適切な語幹と接尾語を書き入れてみましょう。 |

① 脊椎・分離　　　　　　（　　　　　　） lysis

② 関節・形成術　　　　　（　　　　　　）（　　　　　　）

③ 骨・軟骨の　　　　　　（　　　　　　） chondral

④ 頭蓋・切開　　　　　　（　　　　　　）（　　　　　　）

⑤ 筋肉・疾患　　　　　　（　　　　　　） pathy

⑥ 手・痙攣（書痙）　　　　（　　　　　　） spasm

⑦ 軟骨・炎症　　　　　　（　　　　　　）（　　　　　　）

⑧ 骨・軟化　　　　　　　（　　　　　　）（　　　　　　）

⑨ 関節・痛　　　　　　　（　　　　　　）（　　　　　　）

⑩ 肋骨・切除術　　　　　（　　　　　　）（　　　　　　）

⑪ 指・肥大（巨指症）　　　（　　　　　　）（　　　　　　）

⑫ 骨・測定法　　　　　　（　　　　　　） metry

Exercises ④

[解答は 149-150 ページ]

LEVEL **3** | Please choose the correct word.

① instrument to measure the skull

② incision of the skull

③ removal of a rib

④ enlargement of fingers or toes

⑤ any disease of the muscle tissue

⑥ atrophy of the muscles

⑦ fusion of the spine

⑧ root for "fingers or toes"

⑨ joint pain

⑩ root for "hand"

⑪ softening of bones due to malabsorption of nutrients

⑫ the measurement of bones

⑬ any disease of the cartilage

⑭ inflammation of the joints

⑮ joint specialist

a. spondylosyndesis	f. chiro-	k. osteometry
b. craniotomy	g. craniometer	l. myatrophy
c. chondropathy	h. myopathy	m. dactylo-
d. costectomy	i. osteomalacia	n. arthralgia
e. arthrologist	j. dactylomegaly	o. arthritis

Dialogue ④

Sprain assessment

This interview takes place in an outpatient clinic to determine the condition of an injured ankle.

Doctor : How can I help you?
Mr. Jackson : I think I've broken my ankle.

Doctor : How did it happen?
Mr. Jackson : I twisted it when I was playing soccer.

Doctor : Let me take a look.
(Touches the patient's ankle gently.)Hmm.
It seems to be swollen and it feels hot.
How about when I press it?
Mr. Jackson : Ouch! It hurts!

Doctor : We'll have to take an X-ray.
Mr. Jackson : Is my ankle broken?

Doctor : I doubt it, but I'll let you know later.
Try to be careful when you walk.
Mr. Jackson : Thank you.

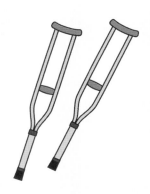

会話 ❹

捻挫のアセスメント

足首のけがのために外来を訪れた患者さんと医師との会話場面です。

医　師　　　：どうしましたか。
ジャクソンさん：足首を骨折したみたいです。

医　師　　　：どういうふうに起こったのですか。
ジャクソンさん：サッカーをしているときに，捻りました。

医　師　　　：ちょっと見せてください。
　　　　　　　（患者さんの足首にそっと触れる）う～ん。
　　　　　　　腫れて，ちょっと熱をもっています。
　　　　　　　押すと痛いですか。
ジャクソンさん：アイタ，痛い。

医　師　　　：レントゲンを撮る必要があります。
ジャクソンさん：骨折しているのでしょうか。

医　師　　　：そうとは思いませんが，後でお知らせします。
　　　　　　　歩くときは気をつけてください。
ジャクソンさん：ありがとうございます。

第 6 章

語幹❷ 神経・感覚器系
Roots : Neuro/Sensory System

>>> 第5章では「筋・骨格系の語幹」を学んだ。ここでは**「神経・感覚器系の語幹」**について説明する。p.53 ～ 54 の一覧表と，脳の解剖図（図1）を参照しながら学習しよう。

cerebr-
[sérəbr]

語源は *cerebrum*［L］，英語でいう brain（大脳）を意味する。ギリシャ語源の encephal- と同じである。

「小脳」を意味する造語形 cerebello- の語源は *cerebellum*［L］で，cerebrum（大脳）の縮小形を指す。

cephal-
[séfəl]

語源は *kephalē*［G］で，英語でいう head（頭・頭部）の意味。

形容詞 cephalad の -ad は「方向を示す接尾語」なので，「頭の方向に」の意味になる。それと相対する用語に，語源 *cauda*［L］に由来した caudad（尾の方向に）がある。

cephalal と caudal も，形容詞語尾 -al（～の関係する）がついたもの。cephalocaudal は「頭尾の」という意味。

encephal-
[inséfəl]

語源は *enkephalos*［G］，英語でいう brain（脳）の意味。基は，「内部」を表す接頭語 en- と *kephalē*［G］（head）から成る。

cephalo- と encephalo- の使い分けははっきりとはわからないが，「頭部，頭蓋」の意味の時に前者を用い，「脳内，病状を伴った脳内」という意味で後者を用いるのではないかと思われる。

医学用語例 encephalography は，「脳撮影（造影）法」の意味。

mening-
[məníŋ]

語源は *mēninx*［G］で，英語でいう membrane（髄膜）の意味。造語形として，meningeo-，meningio-，meningo- がある。meninx の複数形が meninges である。meninx を英語でいうと，the three membranes enveloping the brain and spinal cord（脳と脊髄を取り囲む3つの膜組織）つまり，「髄膜」のこと。ちなみに，3つの膜組織とは，内側から pia mater（軟膜），arachnoid（クモ膜），dura mater（硬膜）である。

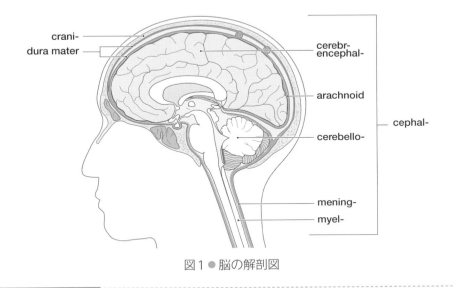

図1 ● 脳の解剖図

myel-
[máiəl]

　語源は *myelos*［G］で，英語でいう marrow（骨髄），spinal cord（脊髄）の意味。

　医学用語例 myelapoplexy の場合，-apo- が接頭語で「分離」「誘導」の意味をもち，-plexi- の語源 *plexis*［G］は英語でいう to stroke（発作，打つこと）のことなので，「脊髄出血」を指す。-apoplexy は「卒中」の意味。

　腹部症状を伴う非特異脊髄炎症のスモン病（SMON）は，正式な病名 Subacute Myelo-Optico-Neuropathy（亜急性脊髄視神経症）の頭文字をとったもの。

blephar-
[bléfər]

　語源は *blepharon*［G］で，英語でいう eyelid（眼瞼）の意味。eyelid は to look，see（見る）に関係した語源からきているといわれる。

　医学用語例 blepharoplegia の場合，語源 *plēgē*［G］に名詞語尾 -ia がついた形の -plegia は，英語でいう paralysis（麻痺），stroke（発作）の意味となるので，「眼瞼麻痺」を指す。

　blepharoptosis の場合，-ptosis の語源は *ptosis*［G］，英語でいう falling（下垂，落下）の意味なので，「眼瞼下垂」を指す。これは第3章「診断に関する接尾語」でも説明した用語。-ptosis が -ptosia に変形することもある。

ophthalm- [ɑfθǽlm]	語源は *ophthalmos*［G］で，英語でいう eye（眼）の意味がある。 医学用語例 ophthalmalgia の場合，おなじみの -algia が「痛み」を意味するので，「眼球痛」を指すが，ほかに ophthalmodynia という用語もある。これは造語形 ophthalmo- に，*odynē*［G］を語源にもつ -odynia（痛み）がついたものである。
derm- [də́:(r)m] **derma-** [də́:(r)mə] **dermat-** [də́:(r)mət]	語源は *derma*［G］で，英語でいう skin（皮膚）の意味がある。 医学用語例 hypoderm の場合，hypo- が「下部」の意味なので，「皮下層」を指す。hypodermic injection は「皮下注射」の意味。

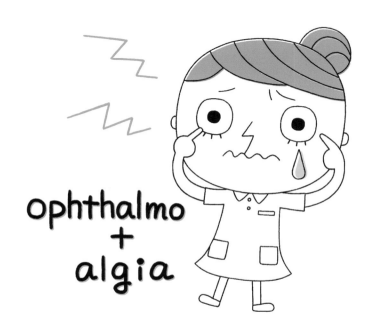

ophthalmo
＋
algia

>>> 「**神経・感覚器系の語幹**」のまとめ（表5）

語　幹	英語の意味	日本語の意味	医学用語例	分解と意味	
cerebr- [sérəbr]	brain	脳	cerebritis [sèrəbráitəs]	cerebro + itis	炎症
			cerebromalacia [serəbrouməléiʃiə]	cerebro + malacia	軟化
			cerebrospinal [serəbrouspáinəl]	cerebro + spine + al	脊髄 〜の，性の
cephal- [séfəl]	head	頭	cephalocele [sefǽləsi:l]	cephalo + cele	ヘルニア
			cephalocentesis [sefəlousentí:sis]	cephalo + centesis	穿刺
			cephalopathy [sefəlápəθi]	cephalo + pathy	病気，疾患
encephal- [inséfəl]	brain	脳	encephalitis [insèfəláitəs]	encephalo + itis	炎症
			encephalography [insèfəlágrəfi]	encephalo + graphy	記録法
			encephaloma [insèfəlóumə]	encephalo + oma	腫瘍
mening- [məníŋ]	membrane	髄膜	meningioma [mənìndʒióumə]	meningio + oma	腫瘍
			meningitis [mènəndʒáitəs]	meningio + itis	炎症
			meningocele [məníŋgəsi:l]	meningo + cele	腫瘤，ヘルニア
myel- [máiəl]	marrow, spinal cord	骨髄 脊髄	myelapoplexy [maiəlǽpəpleksi]	myelo + apoplexy	卒中
			myelogenous [màiəládʒənəs]	myelo + genous	〜性の
			myelosarcoma [maiəlousɑ:kóumə]	myelo + sarco + oma	肉 腫瘍
blephar- [bléfər]	eyelid	眼瞼	blepharedema [blefəridí:mə]	blepharo + edema	浮腫
			blepharoplegia [blefərouplí:dʒiə]	blepharo + plegia	麻痺
			blepharoptosis [blefəraptóusis]	blepharo + ptosis	下垂

暗記シート（header over 日本語の意味 column）

暗記シート（header over 分解と意味 column）

>>> 「神経・感覚器系の語幹」のまとめ（表5つづき）

語　幹	英語の意味	日本語の意味	医学用語例	分解と意味	
ophthalm- [ɑfθǽlm]	eye	眼	ophthalmalgia [ɑfθælmǽldʒiə]	ophthalmo + algia	痛
			ophthalmectomy [ɑfθælméktəmi]	ophthalmo + ectomy	摘出
			ophthalmia [ɑfθǽlmiə]	ophthalmo + ia	症状
derm- [də́:(r)m] **derma-** [də́:(r)mə] **dermat-** [də́:(r)mət]	skin	皮膚	dermatitis [də̀:(r)mətáitəs]	dermato + itis	炎症
			dermoplasty [də́:(r)məplæsti]	dermo + plasty	形成術, 移植
			hypoderm [háipoudə:m]	hypo + derm	下部

Fountain of Wisdom

"眼"に関する知恵袋

"眼（opthalm-）"と関係する用語について，以下に紹介しよう。

✳ ophthalmic solution　点眼剤

✳ ophthalmodynamometry（ODN）　眼底血圧測定法

✳ ophthalmometer　角膜（曲率）計

✳ ophthalmoplegia　眼筋麻痺

✳ ophthalmoscopy　眼底検査

Exercises ❺

「神経・感覚器系の語幹」のエクササイズです。
レベルごとにチャレンジしてください。

[解答は 150 ページ]

LEVEL 1　語幹に注目しながら分解し，斜線で区切りましょう。

① cerebrospinal

② ophthalmalgia

③ myelosarcoma

④ cephalocentesis

⑤ meningioma

⑥ cerebromalacia

⑦ encephaloma

⑧ blepharoplegia

⑨ dermoplasty

⑩ cephalocele

[解答は 150 ページ]

LEVEL 2　（　）の中に，適切な語幹と接尾語を書き入れてみましょう。

① 頭部・痛　　　　　　　（　　　　　）（　　　　　）

② 髄膜・〜の　　　　　　（　　　　　）al

③ 脳・腫瘍　　　　　　　（　　　　　）（　　　　　）

④ 大脳・脊髄（脊椎）の　（　　　　　）spinal

⑤ 髄膜・芽細胞・腫瘍　　（　　　　　）blast（　　　　　）

⑥ 大脳・軟化　　　　　　（　　　　　）（　　　　　）

⑦ 皮膚・学　　　　　　　（　　　　　）logy

⑧ 眼瞼・下垂　　　　　　（　　　　　）（　　　　　）

⑨ 眼・炎症　　　　　　　（　　　　　）（　　　　　）

⑩ 髄膜・腫瘤（ヘルニア）（　　　　　）（　　　　　）

Exercises ⑤

[解答は 150 ページ]

LEVEL **3** | Please choose the correct word.

① tumor of the brain

② any disease of the head

③ inflammation of the eye

④ surgical puncture of the skull

⑤ headache (head pain)

⑥ pertaining to the brain and spinal cord

⑦ science of the skin and its functions

⑧ inflammation of brain and spinal cord (myelo-)

⑨ root for "brain"

⑩ root for "eye"

⑪ abnormal softening of brain substance

⑫ root for "skin"

⑬ fallen condition of the eye lid

⑭ specialist dealing with the eye and its functions

⑮ skin specialist

a. cephalopathy	f. cerebro-	k. cephalocentesis
b. cerebrospinal	g. encephaloma	l. cerebromalacia
c. dermatology	h. cephalalgia	m. ophthalmo-
d. ophthalmitis	i. blepharoptosis	n. encephalomyelitis
e. dermato-	j. ophthalmologist	o. dermatologist

Dialogue ⑤

Pimples

This interview takes place in an outpatient clinic. The doctor instructs a worried student on the importance of good habits in order to improve the complexion.

Doctor : What seems to be the problem?

Student : These <u>pimples on my face</u> are terrible.
I've tried everything, but they don't go away.

Doctor : How long have you had this trouble?

Student : Since I was in high school.

Doctor : Hmm. Your skin seems to be quite oily. Dirt then easily accumulates and bacteria can cause <u>inflammation of the sebaceous glands</u>. First, to control the oil production you should try to avoid oily or deep fried foods.

Student : No more French fries...

Doctor : That's right. Another important thing to watch is constipation.
Do you have regular bowel movements?

Student : No. Sometimes I wait for three to four days.

Doctor : Then, you need to drink more liquids and take more <u>fiber</u> in your meals.

Student : I'll have to be more regular with my meals.

Doctor : That's right. Lastly, you'll have to keep your skin very clean.
What kind of soap are you using?

Student : Some soap I bought at the drugstore.

Doctor : Hmm. I'll suggest <u>a very mild soap which doesn't destroy the pH balance</u>.

Student : What about makeup?

Doctor : Look for water-based makeup. No oil.

Student : Is there any medicine I can take?

Doctor : Your face doesn't look too bad. Let's see how this works. If it doesn't help, we'll add something to the program. First, <u>develop good habits of hygiene</u>.

会話❺

に き び

外来での出来事。顔のにきびを気にして外来を訪れた学生と，改善につながる
よい生活習慣の大切さを指導する医師の会話です。

医　師　：どうなさいましたか。

学　生　：顔のにきびがひどいのです。
　　　　　いろいろ試してみたのですが，いっこうによくならないのです。

医　師　：いつ頃からひどくなったのですか。

学　生　：高校生の頃からです。

医　師　：そう。拝見すると，お肌がかなりオイリーですね。ほこりがたまりやすく，
　　　　　細菌が脂腺の炎症を起こす原因になるのです。まず，皮脂の分泌を抑える
　　　　　ため，脂っこい食べ物や揚げ物を避けるようにしてみたらどうでしょう。

学　生　：フライドポテトはだめということ……。

医　師　：ええ。便秘に気をつけることも大事です。お通じはどうですか。

学　生　：3，4日ないときもあります。

医　師　：それでは食事のときに多めの水分と繊維質をとる必要があります。

学　生　：もっと規則的に食事をするべきなんですね。

医　師　：そうです。最後に，お肌の清潔を保ってください。
　　　　　石鹸はどんなものを使っていますか。

学　生　：ドラッグストアで買ったものです。

医　師　：そう。皮膚のpHバランスを崩さないごくマイルドな石鹸を使うよう
　　　　　お勧めします。

学　生　：お化粧はどうでしょうか。

医　師　：水分ベースの化粧品を探しましょう。油分はだめです。

学　生　：お薬はありますか。

医　師　：お顔はそんなひどくはありませんので様子を見ましょう。ひどくなり
　　　　　そうでしたら，さらに対策を考えましょう。まず，清潔にする習慣を
　　　　　身につけましょう。

第 7 章

語幹❸ 呼吸器・循環器系
Roots : Respiratory/Cardiovascular System

>>> 第6章では「神経・感覚器系の語幹」を学んだ。ここでは「**呼吸器・循環器系の語幹**」を，p.62の一覧表を参照しながら学習しよう。

aden-
[ǽd(ə)n]

語源は *adēn*, *adenos*［G］は，英語でいう gland（腺）の意味。ちなみに gland は *glandula*［L］（小さな樫の実）からきている。前出の相沢の文献 p.187 によると「Herophilos と Galenos が腸間膜根リンパ節を初めて観察し，これに adenes と名付けた」とある。

医学用語例 adenalgia の -algia（疼痛）については，第2章の「症状に関する接尾語」で学んだ。痛み（pain）に関する英語の表現はいろいろあるので，p.122 で説明する。

angi-
[ǽndʒi]

語源は *angeion*［G］で，英語でいう covered by a seed or blood vessel（果被，血管）の意味。

医学用語例 angiography の場合，-graphy の語源 *graphein*［G］に英語でいう to write（書く）や drawing（描写），recording（記録）の意味があるので，「血管造影（法）」を指す。

bronch-
[brǽŋk]

語源は *bronchos*［G］，［L］で，英語でいう bronchus（気管支），windpipe（気管，喉笛）の意味。

医学用語例 bronchopneumonia の -pneumono も似た言葉で「風」「息」「魂」の意味があるので，「気管支肺炎」を指す。

pneum-
[njúːm]

語源は2つあり，それぞれ *pneumōn*［G］＜英語でいう lung（肺）の意味＞と *pneuma*［G］＜英語でいう air（空気）の意味＞である。

ほかにも造語形として，次のものがある。

pneumato-：語源は *pneumatos*［G］で，英語でいう air（空気）や「風」「息」「魂」の意味を示し，人間の生命に必要な要素を含んでいる。

pneumono-：語源は pneum- と同意語だが，「空気」の意味は含まない。
医学用語例 pneumothorax は，「空気の胸」なので「気胸」を指す。
関連する用語はほかに，

pneumonia　　肺・症状→肺炎

bronchial pneumonia　　気管支肺炎

croupous pneumonia　　クループ性肺炎

ephemeral pneumonia　　一過性肺炎

fibrinous pneumonia　　線維素性肺炎

cardi-
[káː(r)di]

　語源 *kardia*［G］は heart（心臓）を意味する。cardio- はまれに「胃噴門」も意味する。cardiac は「心臓病患者」「心臓の」「噴門の」「心臓剤」「強心薬」「心（臓）性の」と，多くの意味をもつ。

　「心電図」の略語は ECG のほか EKG もあり，electrocardiogram（英），Elektrokardiogramm（独）に由来。

hem-
[hém]
hemat-
[hiːmət]

　語源 *haima*［G］は，英語でいう blood（血液）の意味。第3章の「診断に関する接尾語」で学んだ -emia を覚えていると思うが，語源は同じ。

　医学用語例 hematemesis の場合，-emesis（または -emesia）の語源は *emein*［G］で，英語でいう to vomit（吐く）の意味なので，「吐血」を指す。

　hematosepsis の場合，-sepsis の語源は *sēpsis*［G］で「腐敗」の意味があるので，「敗血症」を指す。造語形 septico- の語源は前にも出てきたように *sēptikos*［G］で，英語でいう decay（腐敗）の意味。

F o u n t a i n
of
W i s d o m

"心"に関する知恵袋

　"心（heart）"と関係する以下の単語の意味について，英文の解説を読んで理解しよう（単語の意味が複数あるものはその中の1つを紹介している）。

＊ court
　the residence of king and queen ; the palace or "heart" of the kingdom.

＊ courtesy
　the practice of treating others with respect, from the "heart".

＊ core
　the center（heart）of an apple.

＊ core curriculum
　the most important disciplines in education, the "heart" of the curriculum.

＊ courtship
　the time in which a man takes to win the love of a woman, "heart" time.

>>> 「呼吸器・循環器系の語幹」のまとめ（表6）

語　幹	英語の意味	日本語の意味	医学用語例	分解と意味	
aden- [æd(ə)n]	gland	腺	adenalgia [æd(ə)nældʒ(i)ə]	adeno + algia	痛み
			adenectomy [ædənéktəmi]	adeno + ectomy	切除術
			adenoma [æd(ə)nóumə]	adeno + oma	腫瘍
angi- [ændʒi]	blood vessel	血管	angiectasis [ændʒiéktəsəs]	angio + ectasis	拡張症
			angiitis [ændʒiáitəs]	angio + itis	炎症
			angiography [ændʒiágrəfi]	angio + graphy	記録法
bronch- [bráŋk]	bronchus, windpipe	気管支	bronchopneumonia [bràŋkounju:móuniə]	broncho + pneumono + ia	肺 症状
			bronchorrhagia [bràŋkəréidʒ(i)ə]	broncho + or·rhagia	出血，流出
			bronchotomy [braŋkátəmi]	broncho + tomy	切開術
pneum- [njú:m]	lung, air	肺 空気	pneumocentesis [njú:mosentí:səs]	pneumo + centesis	穿刺
			pneumonitis [njù:mənáitəs]	pneumono + itis	炎症
			pneumothorax [njù:mouθɔ́:ræks]	pneumo + thorax	胸
cardi- [ká:(r)di]	heart	心臓	cardiac [ká:(r)diæk]	cardio + ac	～の，性の
			cardiology [kà:(r)diálədʒi]	cardio + logy	～学，学問
			electrocardiogram (ECG) [ilèktrouká:diəgræm]	electro + cardio + gram	電気 図，記録もの
hem-, hemat- [hém][hi:mət]	blood	血	hematemesis [hi:mətéməsəs]	hemato + emesis	嘔吐
			hematoma [hì:mətóumə]	hemato + oma	腫瘍
			hematosepsis [hi:mətəsépsəs]	hemato + sepsis	腐敗

Exercises 6

「**呼吸器・循環器系の語幹**」のエクササイズです。
レベルごとにチャレンジしてください。

［解答は 150 ページ］

LEVEL 1　語幹に注目しながら分解し，斜線で区切りましょう。

① angiitis

② adenectomy

③ pneumothorax

④ cardiac

⑤ bronchopneumonia

⑥ angiectasis

⑦ hematemesis

⑧ adenoma

⑨ pneumocentesis

⑩ bronchotomy

［解答は 150 ページ］

LEVEL 2　（　）の中に，適切な語幹と接尾語を書き入れてみましょう。

① 肺・病気（肺炎）　　　（　　　　　　　）ia

② 腺・切除術　　　　　（　　　　　　　）（　　　　　）

③ 血管・専門家　　　　（　　　　　　　）logist

④ 血・吐く（吐血）　　　（　　　　　　　）emesis

⑤ 肺・治療　　　　　　（　　　　　　　）therapy

⑥ 血液・学問　　　　　（　　　　　　　）logy

⑦ 血管・造影　　　　　（　　　　　　　）graphy

⑧ 腺・痛　　　　　　　（　　　　　　　）（　　　　　）

⑨ 心臓・血管の　　　　（　　　　　　　）vascular

⑩ 心臓・専門家　　　　（　　　　　　　）logist

⑪ 血管・炎症（脈管炎）　（　　　　　　　）（　　　　　）

⑫ 気管支・性の　　　　（　　　　　　　）genic

Exercises ⑥

[解答は 151 ページ]

LEVEL **3** | Please choose the correct word.

① science of the blood and its functions

② inflammation of lung tissue

③ a graphic method to examine the electrical activity of the heart

④ treatment of lung disease

⑤ excision of a gland

⑥ instrument to examine the bronchi

⑦ root for "vessel"

⑧ pertaining to the heart

⑨ heart specialist

⑩ vomiting of blood

⑪ originating（〜gen）in the bronchi

⑫ pain in a gland

⑬ root for "lung"

⑭ inflammation of a blood vessel

⑮ pertaining to the heart and vessels

a. bronchoscope
b. angio-
c. hematemesis
d. cardiac
e. adenalgia

f. cardiologist
g. angiitis
h. pneumonitis
i. pneumotherapy
j. electrocardiography

k. bronchogenic
l. adenectomy
m. hematology
n. pneumo-
o. cardiovascular

Dialogue ❻

Taking blood and urine samples

Taking blood and urine samples is routine in a hospital setting. Here, a nurse explains the procedure to a patient.

Nurse : Mr. Roy, I need your blood sample.

Mr. Roy : That's fine.

Nurse : Please put your arm here and make a fist.
You may feel a little discomfort, but it won't hurt too much.
There, it's over, Mr. Roy.

Mr. Roy : Oh, that wasn't too bad.

Nurse : Now, we'll have to check your daily oral fluid intake and urine output.

Mr. Roy : What should I do?

Nurse : For intake, keep a record measuring the quantity by using this cup.
For output, collect your urine when you void.
Then, be sure to pour it into the bag with your name on it.

Mr. Roy : I think I can take care of that.

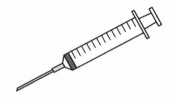

会話 ❻

血液・尿検査

入院中のルーチンである血液・尿検査について，ナースが患者さんに説明をしている場面。

ナース　　　：ロイさん，採血が必要です。

ロイさん　　：わかりました。

ナース　　　：こちらに腕を置いて，拳をつくってください。
　　　　　　　少しちくりと感じるかもしれませんが，大丈夫ですよ。
　　　　　　　はい，終わりましたよ，ロイさん。

ロイさん　　：ああ，たいしたことはなかったですね。

ナース　　　：さて，1日の経口水分摂取と排泄尿の量についてのチェックを行います。

ロイさん　　：どうすればよいのですか。

ナース　　　：水分摂取については，このコップを使って量を計り記録します。
　　　　　　　排泄尿については，排尿するときに尿を貯めていきます。
　　　　　　　お名前の書いてあるバッグに確実に尿を貯めてください。

ロイさん　　：ちゃんとやれると思います。

第 8 章

語幹❹ 消化器系
Roots : Digestive System

>>> 第 7 章では「呼吸器・循環器系の語幹」を学んだ。ここでは「**消化器系の語幹**」を，p.71
～ 72 の一覧表と，消化器の解剖図（図 2）を参照しながら学習しよう。

cheil-/chil- [káil]	語源は *cheilos*［G］で，英語でいう lip（口唇）。唇を意味するラテン語に *labium* がある。第 5 章で学んだ chir/cheir と間違いやすいので注意。 医学用語例 cheilitis は，英語で説明すると inflammation of the lip（口唇炎）。 cheiloplasty の -plasty は第 4 章で学んだように「形成術」の意味なので，「唇形成術」を指す。 cheilosis の直訳は「唇の症状」で，「口角炎」を指す。
gloss- [glás]	語源は *glōssa*［G］で，英語でいう tongue（舌）の意味。 医学用語例 glossodynia の造語形 -odynia は，語源の *odynē*［G］（痛み）と，病状・病態を表す名詞語尾 -ia が組み合わさったもの。「症状に関する接尾語」で学んだ -algia（痛み）と同義に使用される。以下のような同義語がある。 　glossalgia ＝ glossodynia　舌痛 　adenalgia ＝ adenodynia　腺痛 　cardialgia ＝ cardiodynia　心臓痛 　gastralgia ＝ gastrodynia　胃痛 医学用語例 glossoplegia の場合，-plegia は語源が *plēgē*［G］＜英語でいう paralysis（麻痺），stroke（発作）の意味＞なので「舌麻痺」を指す。 glossoptosis の場合，-ptosis が症状を表す接尾語で「下垂」の意味なので，「舌下垂（症）」を指す。
pylor- [páilər]	語源は *pyloros*［G］で，英語でいう pylorus（幽門）の意味。*pyloros*［G］をさらに分解すると，*pylē*［G］＜英語でいう gate（門）＞と *ouros*［G］＜英語でいう guard（守衛）＞を意味する。

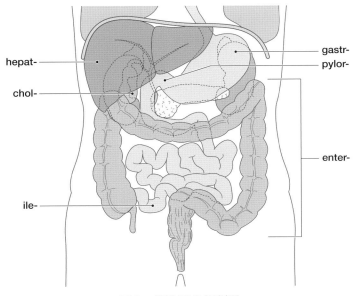

図2 ● 消化器の解剖図

gastr- [gǽstr]	語源は *gastēr* [G] で，英語でいう stomach（胃）。頻出した用語なので簡単に説明する。 　医学用語例 gastrohypertony は「胃過敏症」のこと。hyper- は接頭語としてよく使われる語で，*hyper* [G] ＜英語でいう above（上）＞が語源。「高い」「過剰」「超」も意味し，対語には hyp- がある。-tony は「緊張」の意味で，語源 *tonos* [G] ＜英語でいう tension ＞に状態を表す名詞語尾の -y がついたもの。
hepat- [hépət]	*hēpar*, *hēpatos* [G] を語源にもつ hepat- （肝臓）は何度も出てきたので，もう説明する必要はないだろう。 　医学用語例 hepatocirrhosis の場合，-cirrho の語源の *kirrhos* [G] ＜英語でいう orangeyellow（橙黄色）の意味＞に，診断に関する接尾語 -osis がついて「橙黄色に硬変する症状」なので，一般に言われている「肝硬変」のことを指す。

chol-
[kóul]

語源は *cholē*［G］で，英語でいう bile（苦い）の意味があり，「胆汁」を指す語幹。関連する用語を以下に挙げる。

cholangio-　「胆汁の血管」で「胆道」や「胆管」を意味する。

cholecysto-　「胆汁の袋（囊）」で「胆囊」を意味する。

cholelitho-　「胆汁の結石」で「胆石」の意味。

では，次の用語を分解してみよう。

cholecystoduodenostomy

enter-
[éntər]

語源は *enteron*［G］で，英語でいう intestine（腸）の意味。intestine に関する用語を p.144 で紹介する。

医学用語例 enterocolitis は小腸・結腸・炎症に分解できるので，「小腸結腸炎」を指す。colon（結腸）の語源は *kolon*［G］。

ile-
[íli]

語源は *ileum*［L］で，英語でいう ileum（回腸）の意味。造語形 ileo- は「腸骨」の ilio- と間違いやすいので気をつける。

医学用語例 ileorrhaphy の場合，-orrhaphy の語源は *rhaphē*［G］，英語でいう seam（縫合）の意味なので，「回腸縫合術」を指す。

ちなみに「内臓全般」を指す造語形は viscero- となる。

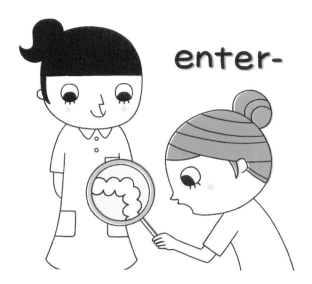

enter-

>>> 「消化器系の語幹」のまとめ(表7)

語　幹	英語の意味	日本語の意味	医学用語例	分解と意味	
cheil-/chil- [káil]	lip	口唇	cheilitis [kailáitəs]	cheilo + itis	炎症
			cheiloplasty [káiləplæsti]	cheilo + plasty	形成術
			cheilosis [kailóusəs]	cheilo + osis	症状
gloss- [glás]	tongue	舌	glossodynia [glɑsədíniə]	glosso + odynia	痛み
			glossoplegia [glɑ̀souplí:dʒiə]	glosso + plegia	麻痺
			glossoptosis [glɑsaptóusəs]	glosso + ptosis	下垂
pylor- [páilər]	pylorus, gatekeeper	幽門 門番, 守衛	pylorodiosis [pailɔ:roudaióusəs]	pyloro + diosis	拡張術
			pyloromyotomy [pailɔ:roumaiátəmi]	pyloro + myo + tomy	筋肉, 筋層 切開術
			pylorostenosis [pailɔ:roustinóusəs]	pyloro + steno + osis	狭窄 症状, 状態
gastr- [gǽstr]	stomach	胃	gastralgia [gæstrǽldʒ(i)ə]	gastro + algia	痛み
			gastrectasis [gæstréktəsəs]	gastro + ectasis	拡張
			gastritis [gæstráitəs]	gastro + itis	炎症
hepat- [hépət]	liver	肝臓	hepatitis [hèpətáitəs]	hepato + itis	炎症
			hepatocirrhosis [hepətousiróusəs]	hepato + cirrho + osis	橙黄色 症状
			hepatomegaly [hepətoumégəli]	hepato + megaly	肥大
chol- [kóul]	bile	胆汁	cholangitis [kòulændʒáitəs]	chole(o) + angio + itis	血管 炎症
			cholecyst [kóulisìst]	chole + cyst	嚢 (, 膀胱)
			cholelithiasis [kòuliliθáiəsəs]	chole + litho + iasis	結石 病状

>>> 「**消化器系の語幹**」のまとめ（表7つづき）

語　幹	英語の意味	日本語の意味 暗記シート	医学用語例	分解と意味	暗記シート
enter- [éntər]	intestine	腸	enterocolitis [èntəroukouláitəs]	entero + colo + itis	結腸 炎症
			enteroplegia [entərouplí:dʒiə]	entero + plegia	麻痺
			enterorrhagia [entərəréidʒiə]	entero + or·rhagia	出血
ile- [íli]	ileum	回腸	ileocecal [iiliousi:kəl]	ileo + ceco + al	盲腸 〜の
			ileorrhaphy [iliɔ́:rəfi]	ileo + or·rhaphy	縫合術
			ileostomy [iliástəmi]	ileo + stomy	造瘻術

Fountain
of
Wisdom

"胃"に関する知恵袋

　"胃（gastr-）"と関係する用語について，以下に紹介しよう。

✴ gastrectomy　胃切除術

✴ gastroesophageal reflux disease（GERD）　胃食道逆流症

✴ gastric irrigation（lavage）　胃洗浄

✴ gastric polyp　胃ポリープ

✴ gastric analysis　胃液検査

✴ gastric ulcer　胃潰瘍

Exercises ❼

「**消化器系の語幹**」のエクササイズです。
レベルごとにチャレンジしてください。

［解答は 151 ページ］

LEVEL 1　語幹に注目しながら分解し，斜線で区切りましょう。

① cheilitis

② hepatomegaly

③ glossoplegia

④ enterocolitis

⑤ pyloromyotomy

⑥ gastralgia

⑦ cholelithiasis

⑧ cheilosis

⑨ gastrectasis

⑩ ileocecal

［解答は 151 ページ］

LEVEL 2　（　）の中に，適切な語幹と接尾語を書き入れてみましょう。

① 舌・形成術　　　　　（　　　　　）（　　　　　）
② 胃・痛　　　　　　　（　　　　　）（　　　　　）
③ 唇・炎症　　　　　　（　　　　　）（　　　　　）
④ 胆嚢・十二指腸・吻合（　　　　　）cystoduodeno（　　　　）
⑤ 唇・形成術　　　　　（　　　　　）（　　　　　）
⑥ 回腸・造瘻術　　　　（　　　　　）（　　　　　）
⑦ 肝臓・学問　　　　　（　　　　　）logy
⑧ 胃・腸・炎症　　　　（　　　　　）enter（　　　　）
⑨ 肝臓・肥大　　　　　（　　　　　）（　　　　　）
⑩ 腸・痛　　　　　　　（　　　　　）（　　　　　）
⑪ 胃・拡張　　　　　　（　　　　　）（　　　　　）
⑫ 胆汁・嚢(胆嚢)　　　（　　　　　）（　　　　　）

Exercises ❼

［解答は 151 ページ］

LEVEL **3** | Please choose the correct word.

① stomach pain

② science of the liver and its functions

③ intestinal hemorrhage

④ gallbladder

⑤ enlargement of the liver

⑥ incision of the muscles of the pylorus

⑦ surgical repair of the defective lip

⑧ expansion of the stomach

⑨ plastic surgery of the tongue

⑩ root for "intestines"

⑪ root for "tongue"

⑫ pertaining to the stomach and intestines

⑬ inflammation of the lips

⑭ root for "lip"

⑮ inflammation of the stomach and the intestinal tract

a. glossoplasty	f. gastralgia	k. cheilo-
b. hepatology	g. cheiloplasty	l. cheilitis
c. pyloromyotomy	h. gastroenteritis	m. hepatomegaly
d. gastrectasis	i. enterorrhagia	n. entero-
e. glosso-	j. gastrointestinal	o. cholecyst

Dialogue ❼

Gastric ulcer

This interview takes place in an outpatient clinic. Mr. Bennet has been suffering from stomach pain for three weeks so the doctor requests a thorough examination.

Doctor : How can I help you?

Mr. Bennet : I have pain in the pit of my stomach.

Doctor : What kind of pain is it?

Mr. Bennet : It's a dull pain.

Doctor : When do you feel the pain?

Mr. Bennet : When I'm hungry.
After I've eaten something, the pain goes away for a while.

Doctor : How long have you had this problem?

Mr. Bennet : For about three weeks.

Doctor : I think we have to make a thorough examination.

Mr. Bennet : Do I need to be hospitalized?

Doctor : We'll let you know the results by next week.
In the meantime, relax as much as possible, and be sure to eat regularly.

Mr. Bennet : I understand. Thank you.

会話 ❼

胃 潰 瘍

外来での出来事。ベネットさんは 3 週間前から胃痛があり，医師に精密検査を
勧められている場面です。

医　師　　　：どうしましたか。
ベネットさん：みぞおちあたりが痛いのですが。

医　師　　　：どのような痛みですか。
ベネットさん：鈍い痛みです。

医　師　　　：どんなときに痛いですか。
ベネットさん：空腹のときです。
　　　　　　　何か食べた後は，しばらく痛みは消えます。

医　師　　　：いつ頃からこの症状がありますか。
ベネットさん：3 週間くらいになります。

医　師　　　：精密検査をする必要がありますね。
ベネットさん：入院しなくてはなりませんか。

医　師　　　：検査結果を見て，来週までにお知らせします。
　　　　　　　その間，できるだけリラックスして過ごしてください。
　　　　　　　そして食事は規則的に食べてください。
ベネットさん：わかりました。ありがとうございました。

第 9 章

語幹 5 尿生殖器系

Roots : Urogenital System

>>> 第8章では「消化器系の語幹」を学んだ。ここでは「**尿生殖器系の語幹**」を，p.80の一覧表と，尿生殖器の解剖図（図3）を参照しながら学習しよう。

nephr- [néfr]	語源は *nephros*［G］。ラテン語では「腎臓」の意味をもつ *ren*［L］が語源で，英語でいう kidney になる。ちなみに「腎臓の」という意味を表す renal に，「〜の方向・近接」「副」の意味をもつ ad- がつくと adrenal（副腎の）になる。
pyel- [páiəl]	語源は *pyelos*［G］で，英語でいう pelvis（腎盂，骨盤）の意味。第8章で学んだ「幽門」を表す pylor- と間違いやすいので気をつける。
cyst- [síst]	語源は *kystis*［G］で，英語でいう bladder（膀胱），sac（嚢）の意味。ちなみにラテン語の「膀胱」は *vesica*［L］。 医学用語例の cholecyst の場合，前章の chol- のところで説明したように「胆嚢」を指す。 cystoscope は「膀胱鏡」のこと。
hyster- [hístər]	語源は *hystera*［G］，英語でいう uterus, womb（子宮）の意味で，同義語に metr- がある。 医学用語例 hysteria は直訳すれば「子宮の症状」だが，「ヒステリー症状」を指す。ヒステリー症状を呈するのは女性に多く，その原因は子宮に由来し，女性の「性的なもつれ」によると考えられていた。確かに，ヒステリーといえば女性の代名詞のように使われてきた。しかし，男性にも表現の違いはあれヒステリー症状があることは周知のことである。もし現代に命名されるとすれば，その呼び名は変わっていたかもしれない。

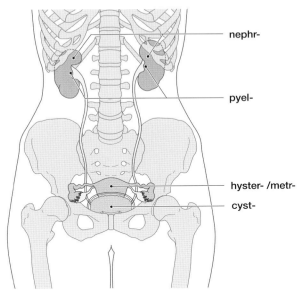

図3 ● 尿生殖器の解剖図（女性）

metr-
[métr]

　語源は *metra*［G］で，英語でいう uterus，womb（子宮）の意味。その造語形 -metria の語源には，「子宮の形態」という意味をもつ *metru*［G］と，「測定」の意味をもつ *metron*［G］の2つがある。「測定（measure）」と「子宮（metra）」が，もともとは *mētēr*［G］＜英語でいう mother（母）＞に由来するのも興味深い。前出の宮野によると，「母」の意で metr- が用いられる例は少なく，metrocyte（母細胞）metropolis（主要都市）や metronymic（母系の）などが例として挙げられる。

　同じ造語形 metro- には「計測，測定」という意味もあるが，その場合の語源は *metron*［G］（測定）や *metrein*［G］（測定する）になる。-metry（測定法）も同じ語源をもつ。

　医学用語例 metrorrhagia の -orrh- は前述のように，接尾語造語形で主として消化器系の造語に際しよく使用されるが，-orrhagia の語源 *rhēgnymi*［G］が英語でいう to burst forth（流出，破裂して飛び出す）の意味をもつので，「子宮出血」を指す。

　metrorrhexis の場合，-orrhexis の語源 *rhēxis*［G］が英語でいう breaking through，bursting（破裂，崩壊）の意味なので「子宮破裂」を指す。

>>> 「**尿生殖器系の語幹**」のまとめ（表8）

語　幹	英語の意味	日本語の意味 	医学用語例	分解と意味 	
nephr- [néfr]	kidney	腎	nephrocolic [nefrəkálik]	nephro + colic	仙痛
			nephrosclerosis [nefrouskliəróusəs]	nephro + sclero + osis	硬化 症状
			nephrosis [nifróusəs]	nephro + osis	症状
pyel- [páiəl]	pelvis	腎盂	pyelography [pàiəlágrəfi]	pyelo + graphy	記録法
			pyelonephritis [pàiəlounifráitəs]	pyelo + nephro + itis	腎臓 炎症
			pyelonephrosis [pàiəlounifróusəs]	pyelo + nephro + osis	腎臓 症状
cyst- [síst]	bladder, sac	膀胱 嚢	cholecyst [kóulisist]	chole + cyst	胆汁
			cystitis [sistáitəs]	cysto + itis	炎症
			cystoscope [sístəskòup]	cysto + scope	検査鏡
hyster- [hístər]	uterus, womb	子宮	hysterectomy [hìstəréktəmi]	hystero + ectomy	切除
			hysteria [histí(ə)riə]	hystero + ia	症状
			hysterospasm [hístərəspæzəm]	hystero + spasm	痙攣
metr- [métr]	uterus, womb	子宮	metritis [mətráitəs]	metro + itis	炎症
			metrorrhagia [mi:trəréidʒ(i)ə]	metro + or·rhagia	出血, 破損
			metrorrhexis [mi:trəréksəs]	metro + or·rhexis	破裂

Exercises ❽

「**尿生殖器系の語幹**」のエクササイズです。
レベルごとにチャレンジしてください。

[解答は 151 ページ]

| LEVEL **1** | 語幹に注目しながら分解し，斜線で区切りましょう。 |

① nephrosclerosis

② metrorrhagia

③ pyelonephrosis

④ cystitis

⑤ hysterospasm

⑥ metritis

⑦ nephrocolic

⑧ hysterectomy

⑨ pyelonephritis

⑩ cholecyst

[解答は 151-152 ページ]

| LEVEL **2** | （　）の中に，適切な語幹を書き入れてみましょう。 |

① 膀胱・鏡　　　　　（　　　　　　）scopy

② 子宮・切除術　　　（　　　　　　）ectomy

③ 腎・切開術　　　　（　　　　　　）tomy

④ 子宮・症状　　　　（　　　　　　）ia

⑤ 子宮・痙攣　　　　（　　　　　　）spasm

⑥ 腎盂・造影法　　　（　　　　　　）graphy

⑦ 胆汁・嚢　　　　　chole（　　　　　）

⑧ 腎盂・腎・炎　　　（　　　　　　）itis

⑨ 腎・症状　　　　　（　　　　　　）osis

⑩ 膀胱・炎　　　　　（　　　　　　）itis

Exercises ⑧

[解答は 152 ページ]

| LEVEL **3** | Please choose the correct word. |

① excision of the uterus

② uterine bleeding at irregular intervals

③ hardening of the kidney

④ inflammation of the renal pelvis

⑤ any disease of the pelvis and kidneys

⑥ spasm of the uterus

⑦ inflammation of the urinary bladder

⑧ visual examination of urinary tract

a. nephrosclerosis   e. cystitis   i. hysterectomy

b. nephrotomy   f. cystoscopy   j. no answer here

c. hysterospasm   g. metrorrhagia

d. pyelonephritis   h. pyelonephrosis

Dialogue ❽

Gallstone

Here, in an outpatient clinic, the doctor questions Mr. Brahms to determine the cause of abdominal pain.

Doctor : Hi.

Mr. Brahms : I have pain on the right side of my abdomen.

Doctor : When do you experience this pain?

Mr. Brahms : Usually, after meals.

Doctor : Have your life style and eating habits changed recently?

Mr. Brahms : Not especially. Umm...

Doctor : Do you often eat heavy foods or fried foods?

Mr. Brahms : Well, I love tempura.

Doctor : For now, avoid these kinds of food.
The traditional Japanese diet is better for you at this time.

Mr. Brahms : Is this condition serious?

Doctor : I'm not sure yet, but you may have gallstones.
We'll have to make further examinations.
The assigned nurse will give you more detailed instructions.

Mr. Brahms : I appreciate your kindness.

会話❽

胆 石

外来での場面で，ブラームスさんの腹痛の原因について医師が問診を行っているところ。

医　師　　　：こんにちは。
ブラームスさん：右横腹に痛みがあるのです。

医　師　　　：どんなときに痛みを感じますか。
ブラームスさん：たいてい食後です。

医　師　　　：最近，ライフスタイルや食習慣での変化がありましたか。
ブラームスさん：いいえ，特には。う～ん。

医　師　　　：消化の悪い物や揚げ物をよく食べますか。
ブラームスさん：そうですね，天ぷらが好物です。

医　師　　　：今からしばらく，そのようなものを避けてください。
　　　　　　　こんなときは昔ながらの和食のほうがいいですね。
ブラームスさん：かなり重症ですか。

医　師　　　：まだはっきりしませんが，胆石かもしれません。
　　　　　　　さらに検査が必要です。
　　　　　　　検査担当のナースが細かい説明をします。
ブラームスさん：ご親切に，ありがとうございます。

第 10 章

語幹 **6** その他
Roots : Others

>>> 第9章では「尿生殖器系の語幹」を学んだ。ここでは「**その他の語幹**」を，p.89 ～ 90 の
一覧表を参照しながら学習しよう。

---

cyt-
[sáit]

　語源は *kytos*［G］で，英語でいう a hollow vessel（うつろな，ある
いは窪んだ器），vault（部屋），body（体），skin（表皮）などの意味。
　ラテン語の語源 *cellula*［L］は英語でいう cellule（小細胞）の意味。
「蜂の巣」の意味も含まれる。前出の相沢によると，「cell という言葉
は『フックの法則』の発見者，Robert Hooke が "Micrographia"
（1665）の中で初めて用いた語」とある。
　医学用語例 erythrocyte は，「赤い・細胞」で「赤血球」の意味。
lymphocyte は，「リンパ・細胞」で「リンパ球」のこと。
osteocyte は，「骨細胞」。

---

dacry-
[dǽkri]

　語源は，*dakry*［G］で，英語でいう tear（涙）の意味。
　医学用語例 adacrya の場合，a- は次章から学習する接頭語で「無」
の意味。本来は，a + dacry +（i）+ a で，語尾には症状を表す名詞
語尾の -ia がついているので「無涙症」を指す。

---

glyc-
[gláik, gláis]

　語源の *glykys*［G］＜英語でいう sugar（糖），sweet（甘い）＞からく
る glyc- は何度も出てきた用語で，「糖一般」を意味する。造語形
gluco- の語源は *gleukos*［G］で，英語でいう sweetness（甘味，ブドウ
糖，糖）を意味し，glyco- と同義に用いられる。おまけつきのグリコ
のキャラメルに「甘くて，おいしい」と親しみを覚えた私の年代と現
代の学生とは，あるいは印象度がかなり違うのかもしれないが，「甘
い糖，グリコ（glyco-）のキャラメル」と関連づけると覚えやすい。
　医学用語例 glycosuria の場合，glyco に -s- の挿入字（または連結
文字：connective）がついている。この挿入字についての記述を長い
こと見つけることができなかったが，前出の宮野によると，「発音上
に難点がある場合は適当な挿入字を使う」とある。「挿入字としては，
-i- が多く，その次に -o-, -s-, -t- となる」とつけ加えてある。-uri の
語源は，*ouron*［G］，*urina*［L］で，英語でいう urine（尿）の意味である。
-ia は，症状を表す名詞尾語だから，glycosuria は「尿に糖のある症状」
で，「糖尿」を指す。

leuk-
[lú:k]

　語源は *leukos*［G］で，英語でいう white（白）の意味。leuc- と表記されたこともあるが，leuk- のほうがよりポピュラー。
　医学用語例 leukemia と leukopenia は接尾語の章でも出てきたが，それぞれ「白血病」と「白血球減少（症）」を指す。
　leukocytosis の場合，leukocyto- は造語形でもあり「白い細胞」つまり「白血球」のことで，接尾語 -osis がついて「白血球増加症」を指す。

lip-
[líp]

　語源は *lipos*［G］で，英語でいう fat（脂肪），grease（油脂）の意味。lip- にはほかに lacking（欠乏）という意味もある。
　医学用語例 lipectomy は，一般に「腹部の脂肪組織の切除術」であるが，「乳房の脂肪切除術」もある。著者がアメリカの病院で看護学生として実習しているとき，腹部と乳房の lipectomy の手術を見たことがあるが，肥満症の多いアメリカではよく行われている手術である。
　lipotrophy の場合，tropho- は *trophē*［G］が語源で，英語でいう food（食物），nourishment（滋養），nutrition（栄養）の意味がある。つまり「脂肪性肥満」のこと。

lith-
[líθ]

　造語形 litho- は何度も出てきたので，すぐに理解できる用語であってほしい。語源は *lithos*［G］で，英語でいう stone（石），calculus（結石）の意味。
　医学用語例 lithangiuria は，直訳すれば「結石・血管・尿・の症状」となり「尿路結石症」を指す。

psych-
[sáik]

　語源は *psychē*［G］で，英語でいう mind（精神），soul（魂）の意味。
　医学用語例 psychosomatic の場合，-soma の語源が *sōma, sōmatos*［G］で，英語でいう body（身体）の意味なので，形容詞形では「精神身体の」，名詞形では「心身症患者」を指す。

py- [pái]	語源は *pyon* [G] で，英語でいう pus（膿）の意味。 医学用語例 <u>pyogenic</u> の場合，<u>-gen</u> の語源は *gennan* [G] ＜英語でいう to produce（生む，生じる）＞で，それに形容詞語尾の <u>-ic</u>（〜性の）がついて「膿生成の，化膿性の」という意味になる。
radi- [réid]	語源は *radius* [L] で，英語でいう ray（放射線）の意味。解剖学用語に同じ語源の造語形 <u>radio-</u>（「橈骨」の意味）があるので注意する。
tubercul- [tjubə:kjul]	語源は *tuberculum* [L] で，英語でいう tubercle（結節，結核結節）の意味。 医学用語例 <u>tuberculofibrosis</u> の場合，<u>-fibrosis</u> が「線維症」の意味なので，「線維性結核」を指す。

＊

　漢字や単語を覚えるといった，一見，単純な作業に思えることを行うときには，少しでも知的イメージを働かせ，楽しくやりたいもの。それを効率的に試みているのが，この分解方式による「医学用語」の学習である。

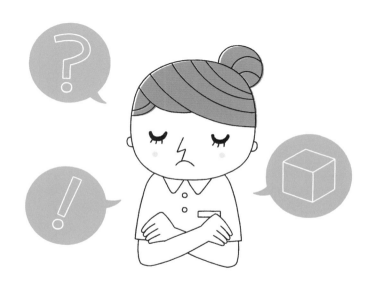

>>> 「**その他の語幹**」のまとめ（表9）

語　幹	英語の意味	日本語の意味	医学用語例	分解と意味	
cyt- [sáit]	cell	細胞	erythrocyte [iríθrəsàit]	erythro + cyte	赤
			lymphocyte [límfəsàit]	lympho + cyte	リンパ
			osteocyte [ástiəsàit]	osteo + cyte	骨
dacry- [dǽkri]	tear	涙	adacrya [ədǽkriə]	a + dacryo + ia	無 症状
			dacryadenitis [dǽkriædináitis]	dacryo + adeno + itis	 腺 炎症
			dacryocyst [dǽkriəsìst]	dacryo + cyst	 嚢
glyc- [gláik, gláis]	sugar, sweet	糖 甘い	glycemia/glycosemia [glaisí:miə] [glaikəsí:miə]	glyco + emia	 血
			glycolysis [glaikáləsəs]	glyco + lysis	 分解
			glycosuria [glàikous(j)ú(ə)riə]	glyco + s + uri + ia	 挿入字 尿 症状
leuk- [lú:k]	white	白	leukemia [lu:kí:miə]	leuko + emia	 血
			leukocytosis [lù:kəsaitóusəs]	leuko + cyto + osis	 細胞 増加
			leukopenia [lù:kəpí:niə]	leuko + penia	 減少, 欠乏
lip- [líp]	fat	脂肪	lipectomy [lipéktəmi]	lipo + ectomy	 切除術
			lipemia [ləpí:miə]	lipo + emia	 血
			lipotrophy [lipátrəfi]	lipo + tropho + y	 栄養（肥満） 名詞語尾

>>> 「**その他の語幹**」のまとめ（表9つづき）

語　幹	英語の意味	日本語の意味	医学用語例	分解と意味	
lith- [líθ]	stone	石	lithangiuria [liθəndʒiú:riə]	litho + angio + uria	脈管 尿の症状
			lithocystotomy [liθousistátəmi]	litho + cysto + tomy	膀胱 切除術
			lithoscope [líθəskoup]	litho + scope	検査鏡
psych- [sáik]	mind, soul	精神 魂	psychiatry [səkáiətri]	psycho + iatry	医学
			psychoneurosis [sàikounju:róusəs]	psycho + neuro + osis	神経 症状
			psychosomatic [sàikousoumǽtik]	psycho + somato + ic	身体 形容詞語尾
py- [pái]	pus	膿 化膿	pyogenic [pàioudʒénik]	pyo + gen + ic	発生 〜の
			pyonephrosis [paiounifróusəs]	pyo + nephro + osis	腎 症状
			pyothorax [paiouθó:ræks]	pyo + thorax	胸
radi- [réid]	ray	放射線 無線	radiology [rèidiálədʒi]	radio + logy	〜学
			radiorenogram [reidiourí:nəgræm]	radio + reno + gram	腎 図，記録
			radiotherapy [rèidiouθérəpi]	radio + therapy	治療
tubercul- [tjubə:kjul]	tubercle	結節 結核結節	tuberculoderm [tjubə:kjuloudá:m(ə)]	tuberculo + derm	皮膚
			tuberculofibrosis [tjubə:kjuloufaibróusəs]	tuberculo + fibro + osis	線維 症状
			tuberculoma [tjubə:kjulóumə]	tuberculo + oma	腫瘍

Exercises 9

「**その他の語幹**」のエクササイズです。
レベルごとにチャレンジしてください。

［解答は 152 ページ］

LEVEL **1**	語幹に注目しながら分解し，斜線で区切りましょう。

① lithocystotomy

② psychosomatic

③ tuberculoma

④ radiotherapy

⑤ adacrya

⑥ pyonephrosis

⑦ leukemia

⑧ glycolysis

⑨ lipectomy

⑩ lymphocyte

［解答は 152 ページ］

LEVEL **2**	（　）の中に，適切な語幹を書き入れてみましょう。

① 赤血球・細胞　　　　　　erythro （　　　　　　）

② 精神・病学　　　　　　　（　　　　　　） iatry

③ 結石・検査鏡　　　　　　（　　　　　　） scope

④ 骨・細胞　　　　　　　　osteo （　　　　　　）

⑤ 脂肪・切除術　　　　　　（　　　　　　） ectomy

⑥ 白・血液(白血病)　　　　（　　　　　　） emia

⑦ 膿・性の　　　　　　　　（　　　　　　） genic

⑧ 糖・尿　　　　　　　　　（　　　　　　） suria

⑨ 放射線・治療　　　　　　（　　　　　　） therapy

⑩ 結核・腫瘍　　　　　　　（　　　　　　） oma

⑪ 白(細胞)・減少症　　　　（　　　　　　） penia

⑫ 細胞・学　　　　　　　　（　　　　　　） logy

Exercises ❾

[解答は 152 ページ]

LEVEL 3 Please choose the correct word.

① presence of glucose in the urine

② abnormally high content of glucose in the blood

③ decrease of leukocytes in the blood

④ disease marked by dangerous increase of leukocytes in the blood

⑤ red blood cell

⑥ excision of adipose or fatty tissue

⑦ incision to remove stones from the bladder

⑧ bone cell

⑨ the medical field dealing with study, treatment, and prevention of mental illness

⑩ pertaining to the mind-body relationship

⑪ producing pus

⑫ treatment (therapy) of disease by means of radiation

⑬ a tumor resulting from tuberculous infection

⑭ tumor composed of fatty tissue

a. erythrocyte   f. psychiatry   k. leukopenia

b. lithocystotomy   g. osteocyte   l. lipectomy

c. psychosomatic   h. leukemia   m. pyogenic

d. hyperglycemia   i. glycosuria   n. lipoma

e. tuberculoma   j. radiotherapy

Dialogue ❾

Diabetes

In this interview, Mr. Woods's symptoms seem to indicate a diabetic condition so the doctor requests further tests.

Doctor : How can I help you?

Mr. Woods : I'm not sure what's wrong.

I seem to urinate a lot and sometimes I feel dizzy.

Doctor : Hmm. Are you following a special diet?

Mr. Woods : No, I'm just eating normally.

Doctor : We'll have to make a thorough examination. You may have diabetes.

Mr. Woods : Will I have to stay in the hospital?

Doctor : Well, first, you'll be examined at the outpatient clinic. Then, for more detailed examinations, you'll be on observation in the hospital.

Mr. Woods : Can I go home after that?

Doctor : Of course.

Mr. Woods : Will I have to take insulin?

Doctor : That depends on the outcome of the tests. If your condition is serious, insulin can help you to restore the balance of blood sugar.

Mr. Woods : Thank you Doctor. I feel greatly relieved.

会話❾

糖 尿 病

ウッズさんには糖尿病の症状があるため，医師が検査を受けるように促しているところ。

医　師　：どうしましたか。

ウッズさん　：自分でもよくわからないのです。
　　　　　　よくおしっこが出るし，時々めまいがするんです。

医　師　：そうですか。何か特別な食事療法をしていますか。

ウッズさん　：いいえ，ちゃんと普通に食べています。

医　師　：よく検査をしてみましょう。糖尿病のサインかもしれません。

ウッズさん　：入院しなくてはいけませんか。

医　師　：まず，外来で検査をします。
　　　　　　精密検査が必要でしたら，病院に観察入院します。

ウッズさん　：それが終われば家に帰れますか。

医　師　：もちろんです。

ウッズさん　：インスリンをとらなくてはいけませんか。

医　師　：検査の結果によってです。
　　　　　　もし，状態が悪いようでしたら，インスリンは血糖のバランスを助けます。

ウッズさん　：ありがとうございます。だいぶ安心しました。

第 11 章

接頭語 **❶**
Prefixes

>>> ここからは「**接頭語**」の学習となる。「接頭語」は，これまでに学習した「語幹」や「接尾語」を修飾する形容詞的な役割をするもので，語源の形は「接頭語」そのものとほぼ同じである。一覧表（p.99 ～ 100）にある医学用語例を参照しながら学習しよう。

---

a-
[æ, ə]
an-
[æn]

語源の *a*, *an*［G］は，英語でいう without, not（無，否）の意味で，母音の前では an が使われる。

医学用語例 anemia ＜ an ＋（h）em（o）＋ ia ＞は，よく使われる語で「貧血」のこと。

a- のつく用語例としては，astheno-（無力の）＜ -stheno- の語源は *sthenos*［G］で，英語でいう strength（力）＞，atonia（無緊張症，弛緩症）＜ -tonia の語源は *tonos*［G］，英語でいう tension（緊張）＋ ia（症状の語尾）＞などがある。

an- の用語例としては，anesthesia（麻酔，無感覚症）＜ -esthesia の語源は *esthesia*［G］，英語でいう perception（感覚）＞などもある。

---

ab-
[æb, əb]

語源は *ab*［L］で，英語でいう from（～から），away from（～から離れて，離脱）を意味する。ab- の変形として abs- があり，c，q，t の前で用いられる。

abs- のつく用語例としては，abscess（膿瘍）＜ -cess の語源 *cēdere*［L］は英語でいう to go（出ていく）＞や，to abstain（禁酒する，節制する）＜ -tain の語源 *tenēre*［L］は英語でいう to hold（保持する），ちなみに「禁酒」の名詞形は abstinence ＞がある。ほかにも，よく使われる「抽象」「抽出」「要約」の意味をもつ abstract ＜ -tract の語源 *trahere*［L］は英語でいう to draw（引き抜く）＞がある。

医学用語例 abarticulation の場合，-articulation の語源 *articulatio*［L］が英語でいう joint（関節）なので，「脱臼」を指す。

ablactation の場合，-lactation の語源 *lac*, *lactis*［L］が英語でいう milk（乳汁）なので，「乳汁から離れる」すなわち「離乳」を指す。

---

ad-
[æ(:)d, əd]

語源は *ad*［L］で，英語でいう adherence（癒着性），increase（増加），near（近接），toward（～へ，方向へ）などを意味する。

医学用語例 addict，addiction は，「耽溺，嗜癖」の意味。

adrenal は，「reno（腎）に近接しているもの」で，「副腎の」を意味する。

ante-
[ǽnti]

語源は *ante*［L］で，英語でいう before（前）の意味。

医学用語例 anteflexion の場合，-flexion（屈曲）の語源が *flexiō*［L］なので，「（子宮）前屈」を指す。その対語は，retroflexion。

antenatal の場合，-natal が -nat ＜語源 *nāsci*［L］の過去分詞 *nātus* ＞に -al がついたもので「誕生」を意味するので，「出生前の」を指す。

antepartum の場合，ante- ＋ -partum ＜語源 *partus*［L］（分娩）＞で，「分娩前の」を指す。

anti-
[ǽnti]

語源は *anti*［G］，英語でいう against（対，反対）の意味。この接頭語は医学用語としてよく見かけるし，日常会話のなかでも「アンチ○○」という使い方がされているので，説明はいらないかもしれない。

bi-
[bái]

語源は *bi*［L］で，英語でいう two（2）の意味。語源 *dis*［G］からきた接頭語 di- にも同じ意味がある。

造語形に bis- があり，英語でいう twice（2度），both（両～）の意味がある。たとえば，bisaxillary は「両腋窩の」。bi- の用語例では，「両側の，左右相称の」の意味をもつ bilateral がある。

医学用語例の biceps は，「2頭」という意味だが，解剖学用語で「二頭筋」のこと。

co-
[kóu]
con-
[kən, kɑn]

ラテン語が語源で，本来の形は com- といわれている。英語でいう together（共同），with（～と共に）という意味。

医学用語例 conjunctiva の場合，-junctiva の語源が *jungere*［L］で，英語でいう to join（結ぶ）の意味があるが，「結膜」を指す。

よく使われる用語 congenital（先天性，先天的な）は，con + genital（生まれたときに相互してかかわること）から成る。造語形 geno- には「生殖」の意味があり＜語源は *gennan*［G］で「生む」＞，造語形 genito- には「生殖器」＜語源は *genitalis*［L］で「出産にかかわるもの」＞の意味が含まれている。似た用語には，genotype（遺伝子型），genetic（遺伝的），-genic（～に由来・起因する）＜それぞれの前半部の語源は *gennan*［G］で「生ずる」＞。

contra-
[kàntrə]

語源は *contra*［L］で，英語でいう against（反対）などの意味。

医学用語例 contraception の場合，-ception の語源 *concipere*［L］は英語でいう to take hold of（抱く）の意味で，さらには，*con*［L］と *capere*［L］< to catch（be caught で「妊娠する」という意味になる），seize などの意味をもつ>に分解される。したがって，contracepiton は，「妊娠に反対すること」で，「避妊」を指す。

contraindication は，「指示の逆」ということで，「禁忌」のこと。

contravolitional の場合，-volitional の語源 *vello*［L］に英語でいう to wish（欲する）の意味があるので，「意志に反すること」つまり「不随意の」を指す。

dys-
[dis]

語源は *dys*［G］で，英語でいう bad（不良，異常）などの意味。

医学用語例 dysphagia の場合，-phagia の語源は *phagein*［G］で英語の to eat（食べる）の意味があるので，「嚥下困難」を指す。

dysphasia もよく似ているので注意が必要だが，-phasia の語源は *phasis*［G］で英語の speak（話，話す力）の意味があるので「失語症」を指す。

end-
[énd]

語源は *endon*［G］で，英語でいう within（内）の意味。

医学用語例 endoscope の場合，-scope の語源が *skopein*［G］で英語の to examine（検査する）の意味なので，「内を検査する」すなわち「内視鏡」を指す。

>>> 「**接頭語①**」のまとめ（表10）

接頭語	英語の意味	日本語の意味	医学用語例	分解と意味	
a-, an- [æ, ə][æn]	without, not	～なしで 否，無	anemia [əníːmiə]	an + emia	血液
			anuria [ən(j)ú(ə)riə]	an + uria	尿
			apnea [æpníː)ə]	a + pnea	呼吸
ab- [æb, əb]	from, away from	～から ～から離れて 離脱	abarticulation [əbɑːtikjuléiʃən]	ab + articulation	関節
			ablactation [æblæktéiʃən]	ab + lactation	授乳
			abnormal [æbnɔ́ː(r)m(ə)l]	ab + normo + al	正規，正常 ～の
ad- [æ(ː)d, əd]	adherence, increase, near, toward	癒着性 増加 近接 ～へ，方向へ	addict [ədíkt]	ad + dict	（語源は）固着する
			adhesion [ædhíːʒ(ə)n]	ad + hesion	癒着，付着
			adrenal [ədríːnl]	ad + reno + al	腎 ～の
ante- [ǽnti]	before	前方，前部	anteflexion [æntiflékʃən]	ante + flexion	屈曲
			antenatal [æntinéitəl]	ante + natal	誕生の
			antepartum [æntəpáː(r)təm]	ante + partum	分娩
anti- [ǽnti]	against	対，反対，拮抗	antibody [ǽntibàdi]	anti + body	体
			antisepsis [æntəsépsəs]	anti + sepsis	腐敗
			antitoxin [æntitáksin]	anti + toxin	毒素
bi- [bái]	two, both, double	2 両 複，重	biceps [báiseps]	bi + ceps	頭
			bifocal [baifóuk(ə)l]	bi + focus + al	焦点 ～の
			bilateral [bailǽt(ə)rəl]	bi + later + al	（語源は）側 ～の

>>> 「**接頭語①**」のまとめ（表10つづき）

接頭語	英語の意味	日本語の意味	医学用語例	分解と意味	
co-, con- [kóu][kən, kɑn]	together, with	共同, 共通 〜と共に	coagulant [kouǽgjələnt]	co + agulant	（語源は）凝固
			congenital [kəndʒénətl]	con + genit + al	生殖 〜の
			conjunctiva [kàndʒʌŋ(k)táivə]	con + junctiva	結ぶ, 結
contra- [kàntrə]	against, opposite	反対, 逆 対	contraception [kàntrəsépʃ(ə)n]	contra + ception	妊娠
			contraindication [kàntrəindikéiʃən]	contra + indication	指示
			contravolitional [kɑntrəvəlíʃənəl]	contra + volition + al	意志 〜の
dys- [dis]	bad, difficult, painful	不良, 異常 困難, 障害 痛み	dyspepsia [dispépʃə]	dys + pepsia	消化
			dysphagia [disféidʒ(i)ə]	dys + phagia	食べる
			dysphasia [disféiʒ(i)ə]	dys + phasia	話, 話す力
end- [énd]	within	内	endocarditis [èndoukɑːdáitis]	endo + cardio + itis	心臓 炎症
			endoscope [éndəskòup]	endo + scope	検査鏡
			endotracheal [èndoutréikiəl]	endo + tracheo + al	気管 〜の

Exercises ⑩

「**接頭語①**」のエクササイズです。
レベルごとにチャレンジしてください。

[解答は 152 ページ]

LEVEL 1　接頭語に注目しながら分解し，斜線で区切りましょう。

① abnormal

② anemia

③ adhesion

④ antenatal

⑤ antitoxin

⑥ bilateral

⑦ conjunctiva

⑧ contraception

⑨ dysphagia

⑩ endocarditis

[解答は 152 ページ]

LEVEL 2　(　)の中に，適切な接頭語を書き入れてみましょう。

① 異常・正規(正常)の　　　(　　　　　) normal

② 無・呼吸　　　　　　　(　　　　　) pnea

③ 近接・腎臓の　　　　　(　　　　　) renal

④ 前・分娩　　　　　　　(　　　　　) partum

⑤ 反(抗)・アレルギーの　(　　　　　) allergic

⑥ 2回・経産婦　　　　　(　　　　　) para

⑦ 共に・促す　　　　　　(　　　　　) agulant

⑧ 反(避)・妊娠　　　　　(　　　　　) ception

⑨ 困難・発声症状　　　　(　　　　　) phonia

⑩ 内・頭蓋の　　　　　　(　　　　　) cranial

Exercises ⑩

［解答は 152–153 ページ］

LEVEL **3**   Study the following words by underlining the prefixes. Then choose the correct answers for the questions below.

a. dyspepsia   f. anuria   k. bilateral

b. antitoxin   g. apnea   l. antibiotic

c. abnormal   h. congenital   m. endocardium

d. endocarditis   i. dysphagia   n. contraindication

e. anemia   j. antenatal   o. endoscope

① inflammation of the endocardium

② difficult (or painful) digestion

③ inner membrane of the heart

④ lack of (without) red blood cells

⑤ pertaining to two sides

⑥ a medication that acts against microorganisms

⑦ before birth

⑧ without urine

⑨ a substance that acts against toxins

⑩ away from normal

⑪ without breath

⑫ indications against the use of a medicine

⑬ together from the beginning (-gen) or from time of birth

⑭ difficulty in eating or swallowing

⑮ an instrument used to examine the inside of a body cavity

Dialogue ⑩

Rounds

This interview takes place while the doctor is making daily rounds to check the condition of the patients. In this case, the doctor is concerned about the patient's anxiety.

Doctor : So how was your day today, Mrs. Smith?
Mrs. Smith : Fine thanks, except for all the noise in the hospital.

Doctor : Oh? Are you able to sleep?
Mrs. Smith : No, I couldn't sleep last night.
I guess I'm just not used to this environment.

Doctor : If this continues, please let me know.
Perhaps we can provide you with some mild sleeping pills.
Mrs. Smith : I'd prefer some hot milk before bedtime.

Doctor : I see. I'll talk to the nurse in charge about that.
Then, everything will be all right.
By the way, is there anything that is troubling you?
Mrs. Smith : No, not at the moment.

Doctor : If there is, you can talk to a nurse anytime.
Mrs. Smith : Thank you. I will.

会話⓾

訪　室

回診中の医師と患者さんとのやり取りです。この場面では，医師は患者さんの不安について配慮しながら観察しています。

医　師　　：スミスさん，今日はいかがでしたか。
スミスさん　：ありがとう，大丈夫です。ただ，病院の雑音に慣れなくて。

医　師　　：そうですか。眠れそうですか。
スミスさん　：いいえ，昨晩は眠れませんでした。
　　　　　　　たぶん，この環境に慣れないのかもしれません。

医　師　　：もし眠れそうもないようでしたら，教えてくださいね。
　　　　　　　(休めるように) 何か軽い睡眠薬でも差し上げられると思います。
スミスさん　：寝る前には温かいミルクのほうがいいわ。

医　師　　：そうですね。担当のナースに話してみます。
　　　　　　　そしたら，もう大丈夫ですね。
　　　　　　　ところで，何か心配事はありませんか。
スミスさん　：いいえ，今のところありません。

医　師　　：もし心配事がありましたら，いつでもナースに話してください。
スミスさん　：ありがとうございます。そうします。

第 **12** 章

接頭語❷
Prefixes

>>> 前章に引き続き，「**接頭語**」について学習する。p.110 ～ 111 の一覧表を参照しながら
学習しよう。

---

epi-
[épə]

語源は *epi*［G］で，英語でいう upon（上）などの意味。接頭語 epi-
には造語形が多くあり，たとえば epidermo-，epidermato-（表皮）が
ある。
　造語形 epigastro- は語源 *epigastrion*［G］からきており，「心窩部，
上腹部」の意味をもつ。

---

hemi-
[hèmi]

語源は *hemi*［G］で，英語でいう half（半分）の意味。
　医学用語例 hemiglossectomy は手術に関する用語で，分解すると
それぞれ「半・舌・切除術」となる。-gloss- の語源は *glōssa*［G］で，
英語でいう tongue（舌）の意味。
　hemiplegia の場合，-plegia が英語でいう paralysis（麻痺）の意味
なので，「半身不随」を指す。

---

hyper-
[háipə(r)]

語源は同形の *hyper*［G］で，英語でいう above（上），excessive（過剰），
beyond（超）の意味。
　医学用語例 hyperacidity は，「過・酸症」つまり「胃酸過多症」を指す。
　hyperthyroidism の場合，-thyroid- の語源 *thyreos*［G］が英語でい
う shield（盾）の意味をもち「甲状腺」を指すので，「過剰な・甲状腺
機能・症状」すなわち「甲状腺機能亢進」のこと。-ism はよく見る接
尾語で，語源 *ismus*［L］，*ismos*［G］からきており，「症状・状態」「作
用」「術式」「方式」「主義」の意味がある。

---

hyp-
[háip]

hyper- と対語で，語源は *hypo*［G］，英語でいう under（下），below
（低）などの意味。
　医学用語例 hypamnion の場合，-amnion の語源は同じスペルの
amnion［G］で「羊水，羊膜」の意味があるので，「羊水減少症」を指す。
　hypoglycemia を分解し，意味を推測しよう。→（　　）・糖・（　　）

para- [pǽrə],
par- [pǽr]

第4章ですでに出てきたので簡単に説明するが，語源は *para*［G］で，英語でいう beside（側）の意味のほかに多様な意味をもつ。

医学用語例 paranoia の場合，para- は「異常」を意味し，-noia は語源 *nous*［G］＜英語でいう mind（心）＞と，症状・病態を表す名詞語尾 -ia に分けられるので，「パラノイア（妄想症）」となる。

peri-
[pérə]

語源は *peri*［G］で，英語でいう around（周囲），about（近い）などの意味がある。perinatal medicine（周産期医学）や pericardial（心膜の）などでおなじみの用語である。

医学用語例 peripheral の場合，-phero の語源 *pherein*［G］は英語でいう to bear（支える，運ぶ）からきており，「末梢の」という意味になる。

pre-
[prìː]

語源は *prae*［L］で，英語でいう before（早発，以前），in front of（前）。

医学用語例 prenarcosis の場合，-narcosis の語源 *narkōsis*［G］が英語でいう benumbing（無感覚，麻酔）のことなので，「前麻酔，基礎麻酔」を指す。

prenatal の場合，-natal の語源 *natalis*［L］が英語でいう pertaining to birth（誕生に関係すること，出生）の意味なので，「出生前の，胎児期の」となる。

pro-
[prə, prou, pra]

語源は *pro*［L］で，英語でいう in front of，before，forward，forth，for，in favor of，in place of，on behalf of，according to などで表現される。ギリシャ語語源でも同じように before，forward を意味する。「位置」「時間」「順序」などと関連している。

医学用語例 prognosis の場合，-gnosis の語源 *gnōsis*［G］が英語でいう knowledge（知識）の意味なので，「予後」を指す。

ちなみに diagnosis は「診断」を指すが，dia- には英語でいう through，throughly，entirely（徹底的に，首尾よく，完全に）などの意味がある。「診断」には，そういう知識が含まれているということ。

prolapse の場合，-lapse の語源 *labi*［L］には英語でいう to fall（落ちる）の意味があるので，「（子宮・直腸の）脱出」を指す。

retro-
[rétrou]

　語源は *retro*［L］で，英語でいう backward（後方），behind（背後）
など。

　医学用語例 retroflexion は，「後方・屈曲」つまり「（子宮）後屈」。

　retrogression の場合，-gression の語源 *gradi*［L］が英語でいう to step
（進む）の意味なので，「後に・進む」つまり「退行」を指す。

semi-
[sémi]

　この接頭語もよく使われる用語なのでいまさら説明するまでもな
いが，語源は *sēmi*［L］で，英語でいう half（半分）。

　日常的に，セミスウィート・チョコ，セミ・フォーマル，セミ・オー
トマチックなどと聞くことがあるので，おなじみだと思う。

　医学用語例 semicoma は「半昏睡（状態）」を指す。

　semiplegia は「半麻痺」のこと。

sub-
[sʌ̀b]

　この接頭語もおなじみだが，語源は *sub*［L］。subway（地下道），
submarine（潜水艦）などの単語からもわかるが，sub- には英語でいう
under，below（下）などという意味がある。

　医学用語例 subcutaneous は，「皮膚の下」で「皮下の」を指す。

　sublingual は，「舌の下」で「舌下・舌下腺の」を指す。

super-
[súːpə(r)]
supra-
[súːprə]

　語源はそれぞれ *super, supra*［L］。英語でいう above（上），beyond（超,
過剰）などの意味がある。アメリカに滞在中，友人の 1 人が「すばら
しい出来事」のことを "Super !" と言ったことを思い出す。そのとき
は，「そうか，そういうふうに表現するのか」と思ったが，最近日本で
も若い人が「超すごい」「超速い」など，「超～」という言葉を違和感な
く使っている。super- と同じレベルの表現なのかもしれない。

　医学用語例 supraclavicular の場合，「上・鎖骨の」で「鎖骨上の」を
指す。

　supersonic の場合，-sonic の語源 *sonus*［L］は英語でいう sound
（音）の意味なので，「超・音速の」「超音波（の）」を指す。

sym-
[sim]
syn-
[sin]

語源は *syn*［G］。英語でいう with（〜と共に），along（〜に沿って），together（共同）などの意味。syn- の変形として sym- があり，b，m，p の前で用いられる。

医学用語例 symbiosis の場合，-bio は語源 *bios*［G］＜英語でいう life（生命）＞からきているが，ここでは symbiosis（共生）と一語で覚えてもよい。

symptom の場合，-ptom の語源 *piptein*［G］が英語でいう to fall ＜落ちる，降りかかる，（災難が）起こる＞の意味で，「症状」を指す。ただし，語源 *symptōma*［L］，*symptōma*［G］（人の身にふりかかる出来事）の意味もある。

trans-
[træns]

語源は *trans*［L］で，英語でいう across（横切る），over（越えて）などの意味。

医学用語例 transverse の場合，-verse の語源 *vertere*，*versum*［L］が英語でいう to turn（転回する）であり「横断」を意味するので，transverse colon で「横行結腸」を指す。

tri-
[trái]

語源は *tres*［L］，*treis*［G］で，英語でいう three（3）のこと。用語例を以下に挙げる。

tricuspid　三尖弁の

trigeminus　三叉神経

trigonum　三角（triangle）

*

　12 章にわたって，分解方式による「医学用語」の入門編を学んだ。医学用語を分解して学ぶ楽しさを味わっていただけただろうか。冒頭にも書いたように，これからも継続して学習する習慣を身につけてほしい。それが皆さんの「人生の習慣（ハビット）」になることを期待する。

>>> 「接頭語②」のまとめ（表11）

接頭語	英語の意味	日本語の意味	医学用語例	分解と意味	
epi- [épə]	upon, at, in addition to	上 〜において 〜に加えて	epidermal [èpədə́:(r)m(ə)l]	epi + dermo + al	皮膚 〜の
			epigastralgia [èpəgæstrǽldʒ(i)ə]	epi + gastro + algia	胃 痛
hemi- [hèmi]	half	半分	hemiglossectomy [hemiɡlɑséktəmi]	hemi + glosso + ectomy	舌 切除術
			hemiplegia [hèmiplí:dʒ(i)ə]	hemi + plegia	麻痺
hyper- [háipə(r)]	above, excessive, beyond	上，高い 過剰 超	hyperacidity [hàipərəsíditi]	hyper + acidity	酸性
			hyperthyroidism [hàipə:θáirɔidizəm]	hyper + thyroid + ism	甲状腺 病状，作用
hyp- [háip]	under, below, deficient	下 低 欠	hypamnion [haipǽmniən]	hypo + amnion	羊水，羊膜
			hypoglycemia [hàipouglaisí:miə]	hypo + glyco + emia	糖 血液
para-, par- [pǽrə][pǽr]	beside, around, near, abnormal	側 周囲 近 異常	paranephritis [pǽrənifráitis]	para + nephro + itis	腎 炎症
			paranoia [pǽrənɔ́iə]	para + noia	心の病気
peri- [pérə]	around, about	周囲 近い，約	periangiocholitis [periændʒioukouláitəs]	peri + angio + cholo + itis	血管 胆汁 炎症
			peripheral [pəríf(ə)rəl]	peri + phero + al	運ぶ 〜の
pre- [prì:]	before, in front of	早発，以前 前	prenarcosis [pri:nɑ:kóusəs]	pre + narco + osis	麻酔 症状
			prenatal [pri:néitəl]	pre + nato + al	出生 〜の

>>> 「**接頭語②**」のまとめ（表11つづき）

接頭語	英語の意味	日本語の意味	医学用語例	分解と意味	
pro- [prə, prou, pra]	in front of, before, forward	前	prognosis [prɑgnóusəs]	pro + gnosis	知識
			prolapse [proulǽps]	pro + lapse	脱出
retro- [rétrou]	backward, behind, back of	後方 背後 後ろの	retroflexion [rètrəflékʃ(ə)n]	retro + flexion	屈曲
			retrogression [rètrəgréʃ(ə)n]	retro + gression	進行
semi- [sémi]	half	半分	semicoma [sèmikóumə]	semi + coma	昏睡
			semiplegia [semiplí:dʒ(i)ə]	semi + plegia	麻痺
sub- [sʌb]	under, beneath, below	下	subcutaneous [sʌ̀bkju(:)téiniəs]	sub + cuti + aneous	皮膚 〜の（形容詞語尾）
			sublingual [sʌ̀blíŋwəl]	sub + lingu + al	舌 〜の
super-, supra- [sú:pə(r)][sú:prə]	above, beyond, superior	上 超, 過剰 上位, 高位	supersonic [sù:pə(r)sánik]	super + sono + ic	音 〜の
			supraclavicular [su:prəkləvíkjulər]	supra + clavicula + ar	鎖骨 〜の
sym-, syn- [sim][sin]	with, along, together, beside	〜と共に 〜に沿って 共同 側	symbiosis [sìmbióusəs]	sym + bio + osis	生 状態
			symptom [sím(p)təm]	sym + ptom	落ちる
trans- [træns]	across, over	横切る, 経て 越えて, 向こう	transfusion [trænsfjú:ʒ(ə)n]	trans + fusion	注入
			transverse colon [trænsvə́:(r)s] [kóulən]	trans + vers	転回する
tri- [trái]	three	3	tricuspid [tràikʌ́spəd]	tri + cuspid	尖弁, 犬歯
			trigeminus [tràidʒémənəs]	tri + geminus	分枝した神経

Exercises ⑪

「**接頭語②**」のエクササイズです。
レベルごとにチャレンジしてください。

[解答は 153 ページ]

LEVEL 1　接頭語に注目しながら分解し，斜線で区切りましょう。

① epigastralgia

② retroflexion

③ hemiplegia

④ hyperacidity

⑤ hypoglycemia

⑥ supersonic

⑦ paranephritis

⑧ periangiocholitis

⑨ prenarcosis

⑩ prolapse

⑪ semiplegia

⑫ sublingual

⑬ transfusion

⑭ tricuspid

⑮ symptom

[解答は 153 ページ]

LEVEL 2　（　）の中に，適切な接頭語を書き入れてみましょう。

① 経・注入（輸血）　　　（　　　　　　） fusion

② 上（表）・皮膚　　　　（　　　　　　） derm

③ 半身・麻痺（不随）　　（　　　　　　） plegia

④ 低・酸素・血液　　　　（　　　　　　） oxemia

⑤ 過（高）・感受性　　　（　　　　　　） sensitivity

⑥ 副・交感神経の　　　　（　　　　　　） sympathetic

⑦ 周辺・腺・炎症　　　　（　　　　　　） adenitis

⑧ 前・糖尿病　　　　　　（　　　　　　） diabetes

⑨ 半分・昏睡　　　　　　（　　　　　　） coma

⑩ 下・舌の　　　　　　　（　　　　　　） lingual

⑪ 経・気管の　　　　　　（　　　　　　） tracheal

⑫ 三・尖弁　　　　　　　（　　　　　　） cuspid

⑬ 結合・指　　　　　　　（　　　　　　） dactylia

Exercises ⑪

[解答は 153 ページ]

LEVEL **3** | Study the following words by underlining the prefixes. Then choose the correct answers for the questions below.

a. trigeminus

b. sublingual

c. transverse colon

d. epidermis

e. prenatal

f. supraclavicular

g. semicoma

h. prognosis

i. subcutaneous

j. semiplegia

k. hyperthyroidism

l. hemigastrectomy

m. hemiglossectomy

n. prenarcosis

o. paranephritis

① adjective meaning "above the clavicle"

② partially paralyzed

③ the part of the colon that "turns across"

④ adjective meaning "under the tongue"

⑤ forecast of the course and termination of a disease

⑥ having three sections or branches

⑦ partially comatose(in coma)

⑧ adjective meaning "under the skin"

⑨ before birth

⑩ cuticle or outer layer of the skin

⑪ partial removal of the tongue

⑫ inflammation of the area beside the kidneys

⑬ condition before the onset of dullness resulting from drugs

⑭ oversecretion of the thyroid gland

⑮ partial removal of the stomach

Dialogue ⑪

Health care management

In this interview, the doctor questions a high school student who is suffering from chronic fatigue in order to discover the cause and give advice.

Doctor : Well, let's take a look at your daily life style.
How many hours do you sleep?

Mr. Nathan : About six hours a night.

Doctor : Do you feel refreshed after you've had enough sleep?
Mr. Nathan : Sometimes I do, but often I don't.

Doctor : Do you have enough time to relax?
Mr. Nathan : No. I'm so caught up with school activities.

Doctor : Are these activities stressful?
Mr. Nathan : Maybe.

Doctor : Do you eat regular meals?
Mr. Nathan : Yes, I do, except for dinner. I get home around 11p.m.

Doctor : Hm-m. You need good nourishment.
Is it possible to eat before you come home?

Mr. Nathan : I suppose I can.

Doctor : By the way, do you have regular bowel movements?
Mr. Nathan : Yes, every morning I have a good B.M.

Doctor : Good, no constipation. I think you are doing all right.
Just remember to eat regularly, and take time to relax.

Mr. Nathan : I will.

会話⓫

健康管理

この会話は，慢性的な疲労感を訴えている高校生に医師が問診を行っている場面です。

医　師　　：日々の<u>生活習慣</u>について伺いたいのです。
　　　　　　睡眠は何時間くらいとっていますか。
ネイサンさん：一晩だいたい6時間です。

医　師　　：十分に睡眠をとった後は，<u>リフレッシュした感じですか。</u>
ネイサンさん：時にはそうですが，ほとんどは疲れが残ります。

医　師　　：リラックスする時間は十分にありますか。
ネイサンさん：いいえ。学校の活動で手一杯です。

医　師　　：そういった活動にはストレスが多いですか。
ネイサンさん：たぶん。

医　師　　：食事は規則正しくとっていますか。
ネイサンさん：はい，夕食以外は。午後11時頃家に帰るので。

医　師　　：そうですか。栄養補給が必要ですね。
　　　　　　帰宅前に何か食べることができますか。
ネイサンさん：できると思います。

医　師　　：ところで，<u>便通のほうはどうですか。</u>
ネイサンさん：はい，毎朝規則的にあります。

医　師　　：<u>便秘</u>なし。大丈夫ですね。食事を規則的に食べることと，リラックスする時間をもつことを忘れないでください。
ネイサンさん：わかりました。

第 **13** 章

病棟で役立つ英語表現
Useful vocabulary

>>> 覚えておきたい英語：病院・外来編（表12）

第13章では，英語を話す患者さんが来院したときに知っておくと役立つ英語表現について学んでみよう。まずは，外来や院内の場所に関係する英語から。

日本語	英語
外来部門	outpatient department, outpatient clinic
受付	information desk, reception
待合室	waiting room
診察室	examination room
処置室	treatment room
内科	internal medicine
外科	surgery
小児科	pediatrics
産科	obstetrics
婦人科	gynecology
整形外科	orthopedic surgery
放射線科	radiology
眼科	ophthalmology
耳鼻咽喉科	otorhinolaryngology, E.N.T (ear, nose and throat)
皮膚科	dermatology
精神科	psychiatry

日本語	英語
泌尿器科	urology
手術室	operation room
病院検査室	hospital laboratory
レントゲン室	X-ray room
緊急救命室	emergency room (ER)
集中治療室	intensive care unit (ICU)
冠疾患集中治療室	coronary care unit (CCU)
呼吸器疾患集中治療室	respiratory care unit (RCU)
分娩室	delivery room
回復室	recovery room
会計窓口	cashier, accounting counter
薬局	pharmacy
トイレ	rest room, lavatory
男子用トイレ	men's room
女子用トイレ	women's room, ladies' room

>>> 覚えておきたい英語：入院手続き編（表13）

入院のときには，入院申込書（admission sheet）に以下のような情報を記入してもらうことが必要になる。

日本語	英語
患者氏名	patient's name
郵便番号	zip code
現住所	current address
実家住所	permanent (home) address
勤務先住所	business address

日本語	英語
性別	sex
国籍	nationality
宗教	religion
職業	occupation
結婚歴	marital status

>>> **覚えておきたい英語：病棟編**（図4）

病棟（ward）について英語で説明するときには，見取り図があると便利だろう。
暗記シートも使ってみよう。

①患者用談話室 patients' lounge	⑨エレベーター elevator
②公衆電話 public telephone	
③会議室 conference room	⑩階段 staircase
④ナースステーション nurses' station	⑪リネン室 linen room
	⑫ユーティリティルーム （サプライ） clean utility room (supplies)
⑤看護師用休憩室 nurses' lounge　⑥与薬室 medication room	⑬処置室 treatment room　⑭浴室 bathtub room
⑦病室 patient room	⑮手洗い・トイレ public toilets/rest room
⑧個室 private room	⑯男性用 men's room　⑰女性用 ladies' room

119

>>> **覚えておきたい英語：病室編**（図5）

病室（patient room）の基本的な説明は，以下の見取り図をご参考に。

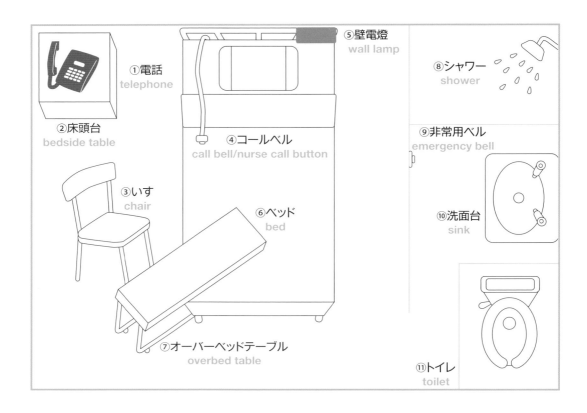

①電話
telephone

②床頭台
bedside table

③いす
chair

④コールベル
call bell/nurse call button

⑤壁電燈
wall lamp

⑥ベッド
bed

⑦オーバーベッドテーブル
overbed table

⑧シャワー
shower

⑨非常用ベル
emergency bell

⑩洗面台
sink

⑪トイレ
toilet

>>> **覚えておきたい英語：ヘルスアセスメント編**（表14）

ヘルスアセスメントにまつわる言葉を英語にしてみよう。

暗記シート	
日本語	英語
患者	Pt : patient
生活年齢，暦年齢	CA : chronological age
出生日	D/B, DOB : date of birth
診断	Dx : diagnosis
検査（した）	Ex : examination, examined
女性	F : female
男性	M : male
身長	Ht : height
体重	Wt : weight
経歴	Hx : history
病歴	MHx : medical history

暗記シート	
日本語	英語
家族歴	FHx : family history
血圧	BP : blood pressure
体温	T : temperature
脈拍数	P : pulse
呼吸	R : respiration
体温・脈拍・呼吸	TPR : temperature, pulse and respiration
除外	R/O, RO : rule out
徴候，症状	Sx : signs, symptoms
治療	TX, Tx : treatment

>>> 覚えておきたい英語：医療職者編（表15）

病院や地域でチーム医療にかかわる医療職者の肩書きを英語にしてみよう。

日本語	英語
院長	president, director of hospital
副院長	vice president of hospital
部長，医長	director of the department
医師（医員）	staff doctor
研修医	resident
看護部長	director of nursing
看護師長	nursing supervisor
主任看護師	head nurse
看護師，スタッフナース	staff nurse
訪問看護師	visiting nurse
保健師	public health nurse, community nurse

日本語	英語
助産師	midwife
看護助手	nurse's aide
病棟クラーク	hospital unit clerk
理学療法士	physical therapist (PT)
作業療法士	occupational therapist (OT)
医療ソーシャルワーカー	medical social worker (MSW)
検査技師	laboratory technician
放射線技師	X-ray technician
栄養士	dietician
薬剤師	pharmacist
看護学生	student nurse

>>> 覚えておきたい英語：薬の種類編（表16）

薬の剤型や種類について少しみてみよう。

日本語	英語
処方，投薬	Rx : prescription, drug, medication
水様液	aq : water, aqueous
錠剤	pil : pill, tab : tablet
散剤	powder
カプセル	cap : capsule
水薬	liq : liquid (medicine)
シロップ剤	syr : syrup
舌下錠	sublingual tablet

日本語	英語
湿布薬	ice/hot compress
消毒薬	antiseptic
点鼻薬	nose drops
目薬	eye drops
吸入薬	inhalant
軟膏	ointment
座薬	suppository
輸液	Fld, FL : fluid

>>> 覚えておきたい英語：痛みに関する表現編（表17）

患者さんの「痛み」にもいろいろな種類がある。

区分	英語	日本語
1. 発生するタイミング	acute pain	急性の痛み
	chronic pain	慢性の痛み
2. 継続状態	constant pain	持続的な痛み
	intermittent pain	間歇的な痛み
3. 範囲	localized pain	限局性の痛み
	generalized pain	広範囲な痛み
	radiating pain	放散痛
4. 種類・状態	mild pain	軽い痛み
	sharp pain	鋭い痛み
	severe pain	激痛
	dull pain	鈍痛
	burning pain	ひりひりする痛み
	gnawing pain	さしこみ痛
	throbbing pain	ずきずきする痛み
	squeezing pain	きりきりする・絞るような痛み
	stabbing pain	刺すような痛み
	pressing pain	圧迫痛
	cramps	痙攣（痛）
	shooting pain	うずくような痛み
	splitting pain	割れるような痛み
5. 部位	chest pain	胸痛
	abdominal pain	腹痛
	bone pain	骨痛
	colicky pain	仙痛

第 14 章

病棟で役立つ英文例
Useful expressions

入院時
バイタルサイン測定時
採血時
点滴静脈内注射時
術前・術後
患者さんのケア時
退院時

>>> 入院時

基本的な表現のみ，平易な例文で示します。

On admission

あいさつ（例）	Greetings (Examples)
はじめまして，ヘイワードさん。	Hello, Mr. Heyward.
私は担当看護師の近藤です。	I'm Nurse Kondo in charge.

病室の案内・オリエンテーション（例）	Room guide / Orientation (Examples)
あなたのお部屋まで案内します。	I will show you to your room.
あなたのお部屋の番号は 201 です。	Your room number is 201.
ヘイワードさん，こちらがベッドです。	Mr. Heyward, this is your bed.
看護師を呼ぶときは，ナースコールを押してください。	To call the nurse, please press the nurse call button.
医療安全対策として，すべての患者さんにリストバンドの装着をお願いしています。	As a medical safety measure, we ask all patients to wear an ID wristband.
リストバンドの情報（名前・生年月日）を確認してください。	Would you check the information (your name and birth date) on the wristband?
手首にリストバンドをつけるのをお手伝いしましょう。	Let me help you put on the wristband. (May I help you put on the wristband?)
入院中はリストバンドを外さないでください。	Please do not remove the wristband while you are in the hospital.
できれば，貴重品は病室に置かないでください。	If possible, please do not leave valuables in your room.
現金・貴重品は，入院受付の金庫に入れてください。	You can keep cash and valuables in the safe at the Admissions Office.
万一盗難や紛失があっても，当病院は責任を負いかねます。	The hospital will not be held responsible for any theft or loss.
携帯電話の使用については院内のルールを守ってください。	Regarding cell phones, please keep the hospital rules.
もちろん，院内は禁煙です。	Of course, smoking is not allowed in the hospital.
後で，［病衣 / パジャマ］に着替えてください。	Please change into your [hospital gown/ pajamas] later.
ほかに何か聞きたいことがありますか？	Do you have any questions?
病棟でのルーチンの詳細については，後ほど説明します。	Later I will explain the ward routine in more detail.
入院中ゆっくりお過ごしください。	I hope you will feel comfortable during your hospitalization.

>>> 入院時（続き）

On admission (continued)

患者情報・病歴の聴取（例）	Patient information/Medical history interview (Examples)
ヘイワードさん，日本語は話せますか？	Mr. Heyward, do you speak Japanese?
日本語の読み書きはできますか？	How about reading and writing Japanese? (Do you read and write Japanese?)
これからいくつかの質問をします。	I would like to ask you some questions.
（英文用紙がある場合）この用紙に書き込んでください。	Please fill out this form.
緊急連絡先はどなたになりますか？	Who will be your emergency contact?
緊急連絡先の電話番号を教えてください。	Please tell me the phone number of your emergency contact.
（外来カルテ確認後）痛み（○○）の症状があるのですね？	You have symptoms of pain (or ＿＿＿), right?
（外来カルテ確認後）痛みを抑える薬（○○）を飲んでいるのですね？	You are taking medication for relieving pain (or ＿＿＿), right?
（外来カルテ確認後）医師から治療の方針をどのように聞いていますか？	What did your doctor tell you about your treatment plan?
今も痛みはありますか？	Do you have any pain now?
どこが痛みますか？	Where does it hurt?
どんな痛み＊ですか？　　　　＊p.122 参照	Can you describe the pain?
いつから痛みますか？	When did the pain start?
ヘイワードさん，これまでに大きな病気をしたことがありますか？	Mr. Heyward, have you ever experienced a serious illness before?
その場合，病名を教えてください。	If you have, would you mind telling me the name of the illness?
ところで，最近，熱が出ましたか？	By the way, have you had a fever recently?
ほかに症状がありますか？	Do you have any other symptoms?
たとえば，吐き気，胸やけ，胃もたれ，食欲不振などはどうですか？	How about nausea, heartburn, heavy feeling in the stomach or loss of appetite?
現在何かお薬や処方薬を飲んでいますか？	Are you taking any medications?

>>> 入院時（続き）　　　　　　　　On admission (continued)

暗記
シート

食習慣・睡眠の聴取（例）	Food habits/Sleep habits interview (Examples)
ヘイワードさん，アレルギーはありますか？	Mr. Heyward, do you have any allergies?
食べ物や医薬品にアレルギーはありますか？	Do you have any food or medication allergies?
食べられないものがありますか？	Are there any foods you cannot eat?
苦手な食べ物はありますか？	Are there any foods that disagree with you?
宗教上の理由で食べられないものがありますか？	Is there anything you cannot eat for religious reasons?
食習慣で何か気になることはありますか？	Do you have any questions about your eating habits?
毎日食事は規則的にとっていますか？	Do you eat regularly everyday?
最近，食欲はありますか？	How is your appetite these days?
確認のためですが，入れ歯をもっていますか？	Just to make sure, do you have dentures?
確認のためですが，補聴器を使っていますか？	Just to make sure, do you use a hearing aid?
便通は規則的にありますか？	Do you have regular bowel movements?
便の頻度はどのくらいですか？	How often do you evacuate?
便秘がちですか？	Do you tend to have constipation?
夜はよく眠れますか？	Do you sleep well at night?
通常，睡眠時間はどのくらいですか？	Usually, how many hours do you sleep at night?
お昼寝はしますか？	Do you take naps?

>>> バイタルサイン測定時

基本的な表現のみ，平易な例文で示します。

Taking vital signs

バイタルサイン測定時（例）	Taking vital signs (Examples)
ヘイワードさん，体温を測ります。	Mr. Heyward, I will take your temperature.
体温計を音が鳴るまで脇の下に挟んでください。	Please hold the thermometer under your arm until it makes a sound.
体温は 36.5℃ です。	Your temperature is 36.5 (thirty-six point five) degrees Celsius.
脈を測らせてください。	Let me take your pulse.
脈は 1 分間に 70 です。	The pulse rate is 70 beats per minute.
これから血圧を測ります。	Now I will take your blood pressure.
袖をまくり，腕を伸ばしてください。	Please roll up your sleeve and hold out your arm.
マンシェット（カフ）を巻きます。	Let me put the cuff (manchette) on your arm.
腕を楽にして，少しの間動かないでください。	Please relax your arm and do not move for a while.
血圧は，上が 120 で下が 80（120/80mmHg）です。	Your blood pressure is 120 over 80 (120/80).
これで終わりました。	That's all.
最後に聴診器で肺の音を聞かせてください。	Lastly, let me examine your lungs with this stethoscope.
息を大きく吸ってください。	Please take a deep breath.
ゆっくり吐いてください。	Breathe out slowly.
いいですよ，ありがとうございました。	Good. Thank you.

>>> 採血時

基本的な表現のみ，平易な例文で示します。

Blood sample collection

 暗記シート

採血時（例）	Blood sample collection (Examples)
（座位で行う場合）採血を行いますので，座ってください。	I am going to take a blood sample, so please sit down.
確認事項として，お名前を教えてください。	Just to double-check, please tell me your name.
採血管ラベルにある氏名を確認します。	Let me check your name on the label of the tube.
ニック・ヘイワードさん，ですね？	You are Mr. Nick Heyward, right?
腕を出して，袖をまくってください。	Please hold out your arm and roll up your sleeve.
血管がよく見えるように，駆血帯を巻かせてください。	Let me put a tourniquet around your arm so I can see the blood vessels better.
親指を中にして，握ってください。	Make a fist with your thumb in the middle.
アルコール消毒で皮膚がかぶれたことはありますか？	Have you ever had a rash from alcohol wipes?
皮膚をアルコールで消毒します。	I will wipe the skin with an alcohol swab.
チクッとしますよ。	You may feel a little prick.
指先などにしびれはないですか？	Do you feel any numbness in your fingertips?
ご気分は悪くないですか？	Do you feel uncomfortable?
手を開いてください。	Please open your hand.
終わりました。針を抜きます。	It's finished. I will remove the needle.
採血したところを5分くらい押さえてください。	Please hold the puncture site for about 5 minutes.
採血したところは揉まないでください。	Do not rub the area where the blood was taken.
お疲れさまでした。	Thank you for your cooperation.

>>> 点滴静脈内注射時

基本的な表現のみ，平易な例文で示します。

Intravenous procedure

暗記シート

点滴静脈内注射時（例）	Intravenous drip (Examples)
ヘイワードさん，［水分補給 / 栄養管理 / 病気の治療］を目的とした点滴をします。	Mr. Heyward, I'm going to give you an intravenous drip for the purpose of [hydration/nutrition/medication].
点滴の前にトイレを済ませてください。	Please finish using the restroom before the IV starts.
確認のため，お名前と生年月日を教えてください。	To make sure, would you tell me your name and date of birth?
この点滴は 1 時間くらいかかります。	This IV drip will take about one hour.
ベッドに横になってください。	Please lie down on the bed.
血管がよく見えるように，駆血帯を巻かせてください。	Let me put a tourniquet around your arm so I can see the blood vessels better.
こぶしをつくって軽く握ってください。	Would you make a fist and hold it lightly?
アルコール消毒で皮膚がかぶれたことはありますか？	Have you ever had a rash from alcohol wipes?
皮膚をアルコールで消毒します。	I will wipe the skin with an alcohol swab.
チクッとしますよ。	You may feel a little prick.
指先などにしびれはないですか？	Do you feel any numbness in your fingertips?
手を開いてリラックスしてください。	Please open your hand and relax.
点滴中は，できるだけ安静にしてください。	Please rest as much as possible during the procedure.
5 分後に訪室します。	I will visit you in five minutes.
気分が悪くなったら，ナースコールを押してください。	If you don't feel well, please press the nurse call button.
点滴は終了しました。	Your IV is finished now.
大丈夫ですか？	Are you all right?

>>> 術前・術後

基本的な表現のみ，平易な例文で示します。

Before and after surgery

 暗記シート

手術予定（例）	Surgery schedule (Examples)
ヘイワードさん，手術は火曜日の午前 10 時に予定されています。	Mr. Heyward, your surgery is scheduled for Tuesday morning at 10:00 a.m.
これから手術当日までの予定を説明します。	Let me explain the schedule for the day of operation.
手術の前に，［血液検査 / 胸部 X 線 / 心電図検査 / 呼吸器検査］が予定されています。	Before the surgery, a [blood test/chest X-ray/electrocardiogram/respiratory test] is planned.
手術前日に，主治医から手術についての説明があります。	The day before the surgery, your doctor will see you briefly to explain the surgery.
麻酔科医と手術室看護師が術前訪問し，説明を行います。	The anesthesiologist and operating room nurse will visit you before the surgery to explain the procedure.
手術前日に，下剤を服用していただきます。	The day before the surgery, you will be asked to take a laxative.
手術前日に，体毛処理後に入浴していただきます。	The day before the surgery, you will be asked to take a bath after removal of body hair.
手術当日は，飲食ができません。	On the day of surgery, you will not be allowed to eat or drink.
手術当日は，腕時計やアクセサリーは外してください。	On the day of surgery, please take off your watch and accessories.
何か気になることはありますか？	Is there anything you are concerned about?

手術後，病室に戻ってからの声かけ（例）	After surgery, returning to the room (Examples)
ヘイワードさん，お部屋に戻りましたよ。よかったですね。	Mr. Heyward, you have returned to your room. Welcome back.
ご気分はいかがですか？	How are you feeling?
血圧と体温を測ります。	I will take your blood pressure and temperature.
痛みがありますか？	Do you have any pain?
痛みが強くなったら教えてください。	Let me know when pain increases.
看護師を呼ぶときは，ナースコールを押してください。	To call the nurse, please press the nurse call button.
どうぞゆっくりお休みください。	Please take a good rest.

>>> 患者さんのケア時
基本的な表現のみ，平易な例文で示します。

暗記
シート

When caring for patients

安静時（例）	At bed rest (Examples)
ヘイワードさん，しばらくベッド上安静が必要です。	Mr. Heyward, you will need bed rest for a little while.
トイレに行くときは，ナースコールを押してください。	When you wish to go to the restroom, please press the nurse call button.
この車椅子を使ってください。私がサポートします。	Please use this wheelchair. I will support you.

体位変換時（例）	Position change (Examples)
ヘイワードさん，体の向きを変えるお手伝いをします。	Mr. Heyward, I will help you change your body position.
褥瘡ができないように，ときどき体の向きを変える必要があります。	You need to turn your body once in a while (from time to time) to prevent bedsores.
［右側を / 左側を］向いてください。	Please turn your body [to the right/to the left].

清拭時（例）	At bed bath (Examples)
ヘイワードさん，体調はいかがですか？	Mr. Heyward, how do you feel?
これからベッド上で，身体を熱めのタオルで拭いていきます。	Now, I would like to give you a bed bath with a hot towel.
お顔はこの温かいタオルで拭いていただけますか？	Would you mind wiping your face with this warm towel?
気持ち悪いところはないですか？	Is there anything that makes you feel uncomfortable?
寒く感じたら，教えてください。	Let me know when you feel cold.
身体を拭いたらさっぱりしましたか？	Do you feel refreshed after the bed bath?

食事介助時（例）	Mealtime Care (Examples)
ヘイワードさん，お食事なので，ベッドを起こしましょう。	Mr. Heyward, let's get your bed up for your meal.
食べにくそうなものはありますか？	Is there anything that looks too difficult to eat?
お食事はいかがでしたか？	Did you enjoy your meal?
お下げしてよいですか？	May I take your tray?
歯磨きはいかがしましょうか？　口をゆすぎますか？	Would you like to brush your teeth or rinse your mouth?
退院時に栄養士さんから食事についてのお話があります。	When you are ready to go home, the nutritionist will give you dietary instructions.

131

>>> 退院時
基本的な表現のみ，平易な例文で示します。

On discharging patients

暗記
シート

退院時の案内（例）	Guidance at discharge (Examples)
ヘイワードさん，［明日 / 本日］ご退院ですね。	Mr. Heyward, you will be discharged [tomorrow/today].
ご家族のお迎えがありますか？	Will your family pick you up?
お薬は指示どおりに飲んでください。	Please take your medication as directed.
数日間は，安静にしてください。	For a few days, it is better to rest.
熱が出たとき・痛みが強いとき・心配な症状があるときは，お電話してください。	Please feel free to call us if you have a fever, pain, or symptoms that worry you.
電話番号は，03- ○○○○ - ○○○○です。	The phone number is 03- ○○○○ - ○○○○ .
診察券をお返しします。	Here is your medical card.
会計窓口で入院費の支払いをしてください。	Please pay the hospitalization fee at the accounting counter.
次回は11月1日午前10時に外来を受診してください。	Your follow-up appointment is on November 1 at 10:00 a.m. at the outpatient clinic.
これは次回の外来の予約券です。	This is your appointment ticket for your outpatient visit.
どうぞお大事にしてください。	Please take good care of yourself.

資料
reference

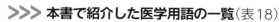

>>> 本書で紹介した医学用語の一覧（表18）

第2章〜第12章の各表で紹介した医学用語をまとめて掲載する。暗記シートを活用して医学用語，日本語，それぞれについて確認してみよう。

医学用語	日本語
abarticulation	脱臼
abdominocentesis	腹腔穿刺（術）
ablactation	離乳，乳ばなれ
abnormal	異常の，奇形の，変則の
acromegaly	先端（肢端）巨大（症），巨端症
adacrya	無涙症
addict	常用者，耽溺者，嗜癖者
adenalgia	腺痛
adenectomy	腺切除（術）
adenoma	アデノーマ，腺腫
adenopathy	アデノパチー，腺症
adhesion	癒着，合着，密着，付着
adrenal	副腎の
albuminolysis	アルブミン（質）溶解
anemia	貧血
angiectasis	血管拡張（症），脈管拡張（症）
angiitis	脈管炎，血管炎
angiography	血管造影（法）
angiotripsy	血管圧砕止血
anteflexion	前屈（症）
antenatal (=prenatal)	出産前の，出生前（の）
antepartum	分娩前（の）
antibody	抗体
antisepsis	防腐，防腐法，消毒（法）
antitoxin	抗毒素
anuria	無尿（症）
apnea	無呼吸，呼吸停止，窒息
arteriorrhexis	動脈破裂
arteriosclerosis	動脈硬化（症）
arthralgia	関節痛
arthredema	関節浮腫
arthrodesis	関節固定，関節固定術，関節止動術
arthroplasty	関節形成術，関節形成，（人工）関節置換術
atelectasis	無気肺，肺拡張不全（症）

暗記
シート

暗記
シート

医学用語	日本語
biceps	二頭筋
bifocal	複焦点の, 二重焦点の
bilateral	両側の, 左右の
blepharedema	眼瞼水腫, 眼瞼浮腫
blepharoplegia	(上) 眼瞼麻痺
blepharoptosis	眼瞼下垂
blepharospasm	(眼) 瞼痙攣
bronchiectasis	気管支拡張症
bronchogenic	気管支原性
bronchopneumonia	気管支肺炎
bronchorrhagia	気管支出血
bronchoscopy	気管支鏡検査 (法)
bronchotomy	気管支切開術
carcinoma	癌 (腫)
cardiac	心 (臓) (性), 心臓の
cardiology	心臓病学, 心臓学, 循環器学
cardiomegaly	心 (臓) 肥大, 心 (臓) 拡大
carditis	心 (臓) 炎
cephalocele	頭瘤, 脳瘤
cephalocentesis (=craniopuncture)	頭蓋穿刺
cephalopathy	頭部疾患
cerebritis (=encephalitis)	脳炎
cerebromalacia (=encephalomalacia)	脳軟化 (症)
cerebrospinal	脳脊髄の
cheilitis	口唇炎
cheiloplasty	口唇形成術, 唇形成術
cheilosis	口角症, 口角炎, 口唇症
chiromegaly	大手症, 大指症, 巨手 (症)
chiroplasty	手指形成 (術)
chiropractic	カイロプラクティック, (脊柱) 指圧療法
chirospasm	書痙
cholangitis	胆管炎, 胆道炎
cholecyst	胆嚢
cholelithiasis	胆石症
cholelithotomy	胆石摘出術
chondralgia	軟骨痛
chondrectomy	軟骨切除 (術)

医学用語	日本語
chondrofibroma	軟骨線維腫
coagulant	凝固薬（剤），凝結薬
colostomy	結腸瘻造設，人工肛門造設，人工肛門
congenital	先天性の
conjunctiva	結膜
contraception	避妊（法），産児制限
contraindication	禁忌
contravolitional	不随意の
costectomy	肋骨切除（術）
costochondral	肋軟骨の
costophrenic	肋骨横隔膜の
craniometer	頭蓋計測器
craniopuncture (=cephalocentesis)	頭蓋穿刺
craniotomy	開頭（術）
cyanosis	チアノーゼ
cystitis	膀胱炎
cystocele	膀胱（嚢）瘤，膀胱ヘルニア
cystoscope	膀胱鏡
cystoscopy	膀胱鏡検査（法）
cystostomy	膀胱瘻形成，膀胱造瘻術
dacryadenitis (=dacryoadenitis)	涙腺炎
dacryocyst	涙嚢
dactylogram	指紋
dactylomegaly	巨指症，巨（大）指
dactylospasm	指痙攣
dermatitis	皮膚炎
dermatoplasty	植皮術，造皮術
dermoplasty	植皮術，皮膚表面形成術
dyspepsia	消化不良（症），消化障害
dysphagia	嚥下困難，嚥下障害
dysphasia	神経性不全失語（症），発語障害
electrocardiogram (ECG)	心電図
encephalitis (=cerebritis)	脳炎
encephalography	エンセファログラフィ，脳撮影（造影）法
encephaloma	脳腫瘤，脳髄様腫瘍
encephalomalacia (=cerebromalacia)	脳軟化（症）
endocarditis	心内膜炎

医学用語	日本語
endocrinopathy	内分泌病
endoscope	内視鏡
endotracheal	気管内（の）
enterocolitis	小腸結腸炎, 腸炎
enteroplegia	腸麻痺
enterorrhagia	腸出血
enterospasm	腸痙攣
epidermal	表皮の, 表皮性, 表面の
epigastralgia	心窩部痛, 上腹部痛
erythrocyte	赤血球
erythrocytosis (=polycythemia)	赤血球増加（症）
esophagoscopy	食道鏡（検査）
fibrinopenia	フィブリン減少（症）, 線維素減少（症）
fibroid	フィブロイド, 類線維（腫）
gastralgia	胃痛, 腹痛
gastrectasis	胃拡張（症）
gastritis	胃炎
gastroduodenostomy	胃十二指腸吻合（術）
gastroptosis	胃下垂（症）
glioblastoma	グリア芽細胞腫, （神経）膠芽（細胞）腫
glossodynia	舌痛
glossoplegia	舌麻痺
glossoptosis	舌下垂, 舌沈下
glycemia/glycosemia	糖血症, 血糖（症）
glycolysis	解糖（作用）
glycosuria	糖尿
heliosis (=siriasis)	日射病
hematemesis	吐血（症）
hematoma	血腫, 血洞, 血瘤
hematosepsis (=septicemia)	敗血症
hemiglossectomy	半舌切除術
hemiplegia	片麻痺, 半側麻痺, 半身不随
hemolysis	溶血（反応）現象, 溶血（反応）
hepatitis	肝炎
hepatocirrhosis	肝硬変（症）
hepatomegaly	肝腫大, 肝腫脹, 肝腫
hydrocele	水瘤, 水腔, 水様嚢胞

暗記
シート

暗記
シート

医学用語	日本語
hypamnion	羊水減少（症）
hyperacidity	過酸症，胃酸過多症
hyperglycemia	高血糖（症），過血糖（症）
hyperthyroidism	甲状腺機能亢進症
hypoderm	皮下組織
hypoglycemia	低血糖（症），血糖減少（症）
hysterectomy	子宮摘出（術）
hysteria	ヒステリー（臓躁）
hysteropexy	子宮固定（術）
hysterorrhexis (=metrorrhexis)	子宮破裂
hysterospasm	子宮痙攣
ileocecal	回盲部の，回盲の
ileorrhaphy	回腸縫合術
ileostomy	回腸瘻造設（術），回腸瘻
laparotomy	開腹（術），側腹切開術
leukemia	白血病
leukocytosis	白血球増加（症）
leukopenia	白血球減少（症）
lipectomy	脂肪（組）織切除術
lipemia	脂（肪）血症
lipoid	リポイド，類脂質（の），類脂（体）
lipotrophy	脂肪増加（症），脂肪性肥満（症）
lithangiuria	尿路結石症
lithocystotomy	膀胱結石切開術
lithoscope	結石消息子
lithotripsy	結石摘出（術），切石術，摘石術，砕石術
lymphocyte	リンパ球
lymphoid	リンパの，リンパ（球）様の
mastopexy	乳房固定術
meningioma	髄膜腫，メニンジオーマ
meningitis	髄膜炎，脳膜炎
meningocele	髄膜瘤
metritis	子宮筋層炎
metrorrhagia	子宮出血，不正子宮出血
metrorrhexis (=hysterorrhexis)	子宮破裂
myatonia	筋無緊張症
myelapoplexy	脊髄（内）出血

暗記
シート

暗記
シート

医学用語	日本語
myelocele	脊髄嚢瘤, 脊髄瘤
myelogenous	骨髄性の
myelosarcoma	骨髄肉腫
myolysis	筋融解
myomectomy	筋腫切除術, 筋腫摘除術, 筋腫摘出
myopathy	ミオパチー, 筋障害, 筋病, 筋疾患
myorrhaphy	筋縫合術
myositis	筋炎
myringotomy	鼓膜切開（術）
nephrocolic	腎性仙痛, 腎仙痛（腎疝痛）
nephrolithiasis	腎石症, 腎（臓）結石症
nephrolithotomy	腎切石（術）
nephroptosis	腎下垂（症）
nephrosclerosis	腎硬化（症）
nephrosis	ネフローゼ, 腎（臓）症
neuralgia	神経痛
oophorectomy	卵巣摘出（術）
ophthalmalgia	眼（球）痛
ophthalmectomy	眼球摘出
ophthalmia	眼炎, 眼結膜炎
orchiopexy	精巣固定術, 睾丸固定術
osteocyte	骨細胞
osteogenic	骨原の, 骨形成の, 骨（原）性
osteomalacia	骨軟化症
osteomyelitis	骨髄炎
osteoporosis	骨（多）孔症, 骨粗鬆症
ovariorrhexis	卵巣破裂
palatoplasty	口蓋形成（術）
paracentesis	穿開術, 穿刺術
paranephritis	腎傍（結合）組織炎
paranoia	偏執症, 妄想症, パラノイア
pathogenic	病原（性）
periangiocholitis	胆管周囲炎
perineorrhaphy	会陰縫合（術）
peripheral	辺縁の, 末梢の
phrenicotripsy	横隔（膜）神経圧挫（術）
pneumocentesis	肺穿刺

医学用語	日本語
pneumonitis	肺（臓）炎
pneumothorax	気胸
poliomyelitis	ポリオ，急性灰白髄炎，灰白髄炎
polycythemia (=erythrocytosis)	赤血球増加（症）
prenarcosis	前麻酔（基礎麻酔）
prenatal (=antenatal)	出産前の，出生前（の）
prognosis	予後
prolapse	脱（出），脱出症
psychiatry	精神医学
psychoneurosis	精神神経症
psychosomatic	精神身体の，心身症的
pyelography	腎盂造影（法）
pyelonephritis	腎盂腎炎
pyelonephrosis	腎盂腎症
pylorodiosis	幽門拡張術
pyloromyotomy	幽門筋（層）切開術
pylorostenosis	幽門狭窄（症）
pyogenic	化膿性の，化膿（性）
pyonephrosis	膿腎（症），腎膿腫
pyothorax	膿胸，化膿性胸膜炎
radiology	放射線（医）学
radiorenogram	ラジオレノグラム
radiotherapy	放射線療法
retroflexion	反屈，後屈
retrogression	退行，退化，悪化
sarcoidosis	サルコイドーシス，類肉腫症
semicoma	半昏睡
semiplegia	半麻痺
septicemia (=hematosepsis)	敗血症
sialolithotomy	唾石摘除，唾石切開術
siriasis (=heliosis)	日射病
splenomalacia	脾軟化症
spondylitis	脊椎炎，椎骨炎
spondylolysis	脊椎分離（症）
spondylosyndesis	脊椎癒合術
subcutaneous	皮下の
sublingual	舌下・舌下腺の

医学用語	日本語
supersonic	超音の，音より速い，超音速の
supraclavicular	鎖骨上の
symbiosis	共生
symptom	症候，症状
tenodesis	腱固定（術）
thoracocentesis	胸腔穿刺（術）
thoracotomy	開胸（術），胸腔切開術
thrombopenia	血小板減少（症）
tonsillectomy	扁（桃）切除（術），扁桃摘除術
trachelorrhaphy	子宮頸縫合（術）
transfusion	輸液，輸注（法）
transverse colon	横行結腸
tricuspid	三尖弁の
trigeminus	三叉神経
tuberculoderm	皮膚結核，結核疹
tuberculofibrosis	線維性結核
tuberculoma	結核腫

>>> **用語を構成する主な名詞語尾**（表19）

暗記
シート

名詞語尾	日本語の意味	用語例	用語例の意味
-ia	症状, 病状, 病態	-emia	血液
		-malacia	軟化
		-penia	欠乏, 減少
		-phobia	恐怖
		-plegia	麻痺
-y	状態, 過程, 方法	-logy/-ology	学問
		-pathy	病気, 疾患
		-tomy	切開術
-er	～をする人・専門家	practitioner	開業医, 専門家
-ian	～をする人・専門家	geriatrician	老年科医
		obstetrician	産科医
		pediatrician	小児科医
-ist	～をする人・専門家	-logist/-ologist	～の専門家（学者）
		cardiologist	心臓病医
		dermatologist	皮膚科医
		gastrologist	胃専門医
-or	～をする人・専門家	doctor	医師

>>> **用語を構成する主な形容詞語尾**（表20）

暗記
シート

形容詞語尾	日本語の意味	用語例	用語例の意味
-ac	～に関係した, 語尾 -ia で終わる各種症状をもつ人（患者）	aphasiac	失語症の, 失語症患者
		cardiac	心臓（性）の, 心臓病患者
		maniac	熱狂的な, マニア
-al	～の関係する, ～に属する, ～の性質を有する	abdominal	腹部の
		cervical	頸部の
		nasal	鼻の
-ate	～のような, ～状の	stellate	星状の, 放射状の
		valvate	弁状の
		vertebrate	脊椎動物の
-ic	～に関係した, ～性質の	chronic	慢性の, 根強い, 時間の経過した
		-genic	源の, ～性の
		-plastic	～形成性の
-ar	～に関係した	glandular	腺の
-ary	～に関係した	maxillary	上顎の
-ous	～に関係した	mucous	粘液（性）の, 粘液質の

>>> 分野別のさまざまな用語（表21）

分野	末尾語	用語例	用語例の意味
A.science	1. -ics	geriatrics	老年医学
		obstetrics	産婦人科
		orthopedics	整形外科
		pediatrics	小児科
	2. -logy/-ology	cardiology	心臓病学
		dermatology	皮膚科学
		gastroenterology	胃腸病学
		pathology	病理学
B.specialist	1. -ician	geriatrician	老年科医
		obstetrician	産科医
		pediatrician	小児科医
		technician	技術者
	2. -logist/-ologist	cardiologist	心臓病医
		dermatologist	皮膚科医
		gastrologist	胃専門医
	3. -ist	chemist	化学者
		dentist	歯科医
		internist	内科医
C.instrument	1. -gram/graph/graphy (to write)	electrocardiogram	心電図
		electroencephalograph	脳波計
		electromyogram	筋電図
		radiography	X 線撮影（法）
	2. -meter (to measure)	audiometer	聴力計, オーディオメーター
		sphygmomanometer	血圧計
		thermometer	温度計, 体温計
	3. -phone (sound)	microphone	マイク
		telephone	電話
	4. -scope (to observe/see)	microscope	顕微鏡
		telescope	望遠鏡
	5. -tome (knife)	dermatome	植皮用採皮刀
	6. -vis (to see)	television	テレビ
D.medicines/drugs	1. -ant/-ent	expectorant	去痰薬
		stimulant	刺激薬
	2. -ic	antibiotic	抗生物質
		hemostatic	止血薬
		tonic	強壮薬
	3. -ive	digestive	消化薬
		laxative	緩下薬
		sedative	鎮静薬

143

>>> Intestine に関する用語（表22）

暗記
シート

用語	意味	語源	語源の意味と備考
duodenum	十二指腸	*duodeni* ［L］	・ 語源は twelve（12）を意味し，造語形は duodeno-。
jejunum	空腸	*jejunus* ［L］	・ 語源は empty（空）を意味し，造語形は jejuno-。
ileum	回腸	*eileō* ［L］	・ 語源は to roll up（丸くなる），twist（ひねる）を意味し，造語形は ileo-。 ・ ilium（造語形 ilio-：腸骨）と間違いやすいので気をつける。
cecum	盲腸	*caecus* ［L］	・ 語源は blind（盲）を意味し，造語形は ceco-。
colon	結腸，大腸	*kolon* ［G］	・ 造語形は colo- と，colono-（結腸のみを示すとき）である。 ・ ascending colon は，ascend が to climb up（登り上がる）の意味なので「上行結腸」となる。 ・ descending colon は，descend が to come down（降りる）の意味なので「下行結腸」となる。 ・ transverse colon は，transverse が lying across（横たわる）の意味なので「横行結腸」となる。 ・ sigmoid は「S字結腸」のことだが，もともと sigma（ギリシャ字母の S）に由来しており，sigma ＋ oid（〜様の）から成る。
rectum	直腸	*rectus* ［L］	・ 語源は straight（まっすぐ）を意味し，造語形は recto-。 ・ duodenum, jejunum, ileum, cecum, rectum に見られる -um は，ラテン語の単数語尾である（複数語尾は -a となる，例として bacterium → bacteria）。 ・ -um に似ている名詞語尾に -ium があり，たとえば，aluminium（アルミニウム），barium（バリウム），calcium（カルシウム），magnesium（マグネシウム），potassium（カリウム），sodium（ナトリウム）などの用語がある。

>>> 解剖図：全身の骨格（図6）

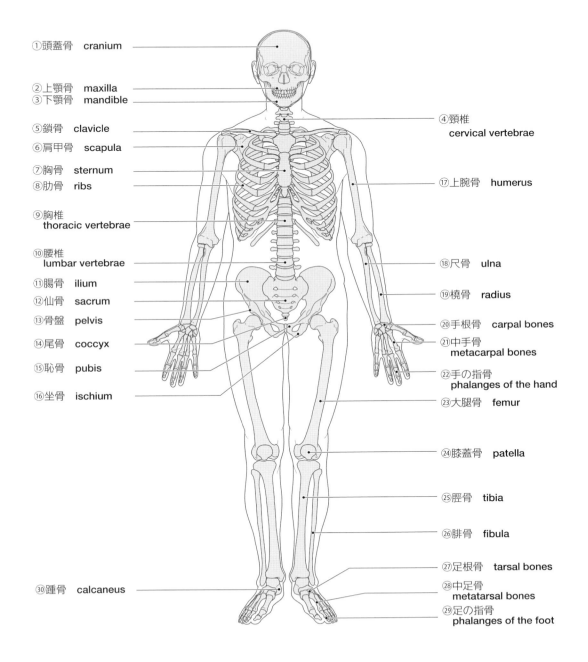

① 頭蓋骨　cranium

② 上顎骨　maxilla
③ 下顎骨　mandible

⑤ 鎖骨　clavicle

⑥ 肩甲骨　scapula

⑦ 胸骨　sternum
⑧ 肋骨　ribs

⑨ 胸椎
　thoracic vertebrae

⑩ 腰椎
　lumbar vertebrae

⑪ 腸骨　ilium
⑫ 仙骨　sacrum
⑬ 骨盤　pelvis
⑭ 尾骨　coccyx
⑮ 恥骨　pubis

⑯ 坐骨　ischium

㉚ 踵骨　calcaneus

④ 頸椎
　cervical vertebrae

⑰ 上腕骨　humerus

⑱ 尺骨　ulna

⑲ 橈骨　radius

⑳ 手根骨　carpal bones
㉑ 中手骨
　metacarpal bones
㉒ 手の指骨
　phalanges of the hand
㉓ 大腿骨　femur

㉔ 膝蓋骨　patella

㉕ 脛骨　tibia

㉖ 腓骨　fibula

㉗ 足根骨　tarsal bones
㉘ 中足骨
　metatarsal bones
㉙ 足の指骨
　phalanges of the foot

(塚本恵，津波古澄子：看護英語ライセンス2，テクノコミュニケーションズ，1989，p.38 より一部改変)

145

>>> 解剖図：全身の主な筋肉（前面）（図7）

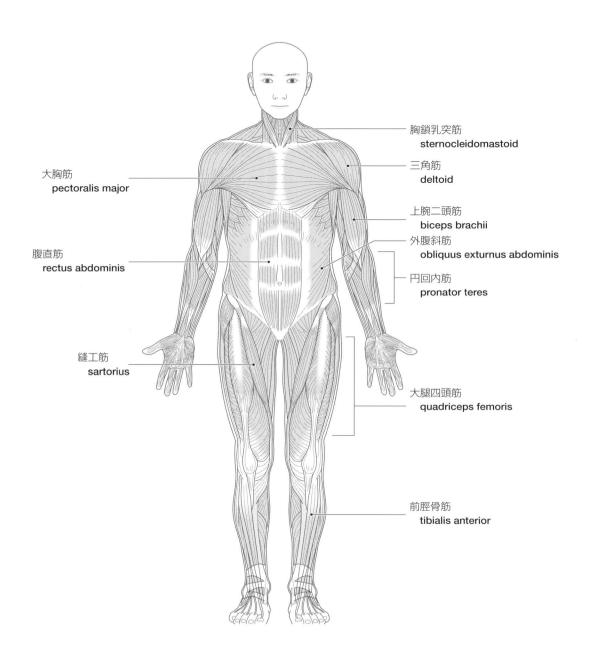

胸鎖乳突筋
sternocleidomastoid

三角筋
deltoid

大胸筋
pectoralis major

上腕二頭筋
biceps brachii

外腹斜筋
obliquus exturnus abdominis

腹直筋
rectus abdominis

円回内筋
pronator teres

縫工筋
sartorius

大腿四頭筋
quadriceps femoris

前脛骨筋
tibialis anterior

>>> 解剖図：全身の主な筋肉（後面）（図8）

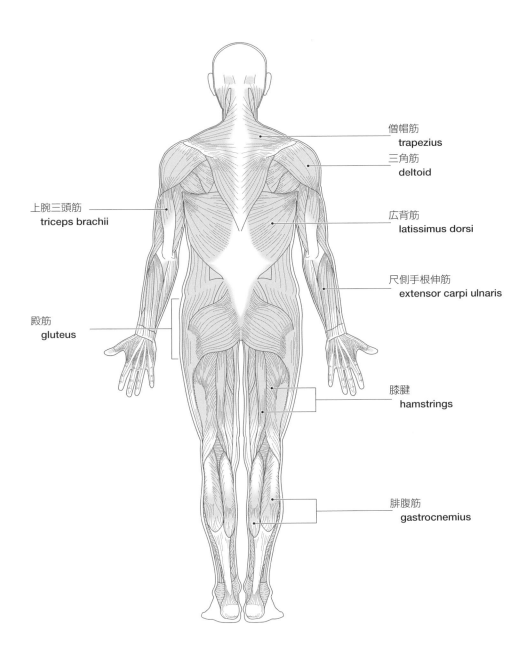

僧帽筋
trapezius

三角筋
deltoid

上腕三頭筋
triceps brachii

広背筋
latissimus dorsi

尺側手根伸筋
extensor carpi ulnaris

殿筋
gluteus

膝腱
hamstrings

腓腹筋
gastrocnemius

>>> Exercisesの解答

Exercises ❶

[13 ページ]

LEVEL 1
① chiro / spasm
② arthr / algia
③ leuko / penia
④ gastr / algia
⑤ neur / algia
⑥ cyan / osis
⑦ myo / lysis
⑧ lip / oid
⑨ erythro / cyt / osis
⑩ osteo / genic
⑪ fibr / oid
⑫ nephr / osis

LEVEL 2
[13 ページ]
① algia
② algia
③ algia
④ genic
⑤ genic
⑥ genic
⑦ lysis
⑧ lysis
⑨ lysis
⑩ penia

LEVEL 3
[14 ページ]
① c
② a
③ b
④ a
⑤ c
⑥ b
⑦ c
⑧ b
⑨ c
⑩ a

Exercises ❷

LEVEL 1
[23 ページ]
① heli / osis
② dermat / itis
③ blepharo / ptosis
④ bronchi / ectasis
⑤ arteri / orrhexis
⑥ hyper / glyc / emia
⑦ hepato / megaly
⑧ chole / lith / iasis
⑨ carcin / oma
⑩ hydro / cele
⑪ myo / pathy
⑫ encephalo / malacia

LEVEL 2
[23 ページ]
① cele
② ectasis
③ emia
④ lithiasis
⑤ itis
⑥ malacia
⑦ megaly
⑧ oma
⑨ osis
⑩ itis

LEVEL 3
[24 ページ]
A
① f
② d
③ c
④ e
⑤ a
B
① l
② i
③ c
④ h
⑤ b
⑥ g
⑦ d
⑧ f

⑨ a

⑩ e

C ① myo / pathy

② osteo / malacia

③ leuk / emia

④ cardio / megaly

⑤ nephro / lith / iasis

⑦ j

⑧ e

⑨ g

⑩ l

⑪ c

⑫ n

⑬ d

⑭ h

⑮ f

Exercises ❸

［34ページ］
LEVEL 1

① thoraco / centesis

② teno / desis

③ oophor / ectomy

④ chole / lithotomy

⑤ hystero / pexy

⑥ dermato / plasty

⑦ perine / orrhaphy

⑧ esophago / scopy

⑨ gastro / duodeno / stomy

⑩ thoraco / tomy

⑪ litho / tripsy

⑫ laparo / tomy

LEVEL 2 ［34ページ］

① centesis

② desis

③ ectomy

④ lithotomy

⑤ pexy

⑥ plasty

⑦ orrhaphy

⑧ scopy

⑨ stomy

⑩ tripsy

LEVEL 3 ［35ページ］

① k

② b

③ m

④ a

⑤ o

⑥ i

Exercises ❹

LEVEL 1 ［45ページ］

① chondr / ectomy

② osteo / malacia

③ spondyl / itis

④ chiro / megaly

⑤ cranio / tomy

⑥ costo / chondr / al

⑦ dactylo / gram

⑧ arthr / edema

⑨ osteo / myelitis

⑩ myo / pathy

LEVEL 2 ［45ページ］

① spondylo

② arthro・plasty

③ osteo

④ cranio・tomy

⑤ myo

⑥ chiro

⑦ chondr・itis

⑧ osteo・malacia

⑨ arthr・algia

⑩ cost・ectomy

⑪ dactylo・megaly

⑫ osteo

LEVEL 3 ［46ページ］

① g

② b

③ d

④ j

⑤ h

⑥ l

⑦ a

⑧ m

⑨ n

⑩ f

⑪ i

⑫ k

⑬ c

⑭ o

⑮ e

⑤ h

⑥ b

⑦ c

⑧ n

⑨ f

⑩ m

⑪ l

⑫ e

⑬ i

⑭ j

⑮ o

Exercises ❺

[55 ページ]

LEVEL **1**

① cerebro / spinal

② ophthalm / algia

③ myelo / sarc / oma

④ cephalo / centesis

⑤ meningi / oma

⑥ cerebro / malacia

⑦ encephal / oma

⑧ blepharo / plegia

⑨ dermo / plasty

⑩ cephalo / cele

LEVEL **2**

[55 ページ]

① cephal・algia

② meninge

③ encephal・oma

④ cerebro

⑤ meningi（blast）oma

⑥ cerebro・malacia

⑦ dermato

⑧ blepharo・ptosis

⑨ ophthalm・itis

⑩ meningo・cele

LEVEL **3**

[56 ページ]

① g

② a

③ d

④ k

Exercises ❻

LEVEL **1**

[63 ページ]

① angi / itis

② aden / ectomy

③ pneumo / thorax

④ cardi / ac

⑤ broncho / pneumon / ia

⑥ angi / ectasis

⑦ hemat / emesis

⑧ aden / oma

⑨ pneumo / centesis

⑩ broncho / tomy

LEVEL **2**

[63 ページ]

① pneumon

② aden・ectomy

③ angio

④ hemat

⑤ pneumo

⑥ hemato

⑦ angio

⑧ aden・algia

⑨ cardio

⑩ cardio

⑪ angi・itis

⑫ broncho

［64 ページ］

LEVEL **3**

① m
② h
③ j
④ i
⑤ l
⑥ a
⑦ b
⑧ d
⑨ f
⑩ c
⑪ k
⑫ e
⑬ n
⑭ g
⑮ o

Exercises **7**

LEVEL **1** ［73 ページ］

① cheil / itis
② hepato / megaly
③ glosso / plegia
④ entero / col / itis
⑤ pyloro / myo / tomy
⑥ gastr / algia
⑦ chole / lith / iasis
⑧ cheil / osis
⑨ gastr / ectasis
⑩ ileo / cec / al

LEVEL **2** ［73 ページ］

① glosso・plasty
② gastr・algia
③ cheil・itis
④ chole（cystoduodeno）stomy
⑤ cheilo・plasty
⑥ ileo・stomy
⑦ hepato
⑧ gastro（enter）itis
⑨ hepato・megaly
⑩ enter・algia

⑪ gastr・ectasis
⑫ chole・cyst

LEVEL **3** ［74 ページ］

① f
② b
③ i
④ o
⑤ m
⑥ c
⑦ g
⑧ d
⑨ a
⑩ n
⑪ e
⑫ j
⑬ l
⑭ k
⑮ h

Exercises **8**

LEVEL **1** ［81 ページ］

① nephro / scler / osis
② metr / orrhagia
③ pyelo / nephr / osis
④ cyst / itis
⑤ hystero / spasm
⑥ metr / itis
⑦ nephro / colic
⑧ hyster / ectomy
⑨ pyelo / nephr / itis
⑩ chole / cyst

LEVEL **2** ［81 ページ］

① cysto
② hyster
③ nephro
④ hyster
⑤ hystero
⑥ pyelo
⑦ cyst
⑧ pyelonephr

⑨ nephr

⑩ cyst

LEVEL **3** ① i   [82 ページ]

② g

③ a

④ d

⑤ h

⑥ c

⑦ e

⑧ f

③ k

④ h

⑤ a

⑥ l

⑦ b

⑧ g

⑨ f

⑩ c

⑪ m

⑫ j

⑬ e

⑭ n

Exercises ❾

LEVEL **1** ① litho / cysto / tomy   [91 ページ]

② psycho / somat / ic

③ tubercul / oma

④ radio / therapy

⑤ a / dacry / a

⑥ pyo / nephr / osis

⑦ leuk / emia

⑧ glyco / lysis

⑨ lip / ectomy

⑩ lympho / cyte

LEVEL **2** ① cyte   [91 ページ]

② psych

③ litho

④ cyte

⑤ lip

⑥ leuk

⑦ pyo

⑧ glyco

⑨ radio

⑩ tubercul

⑪ leuko

⑫ cyto

LEVEL **3** ① i   [92 ページ]

② d

Exercises ❿

LEVEL **1** ① ab / norm / al   [101 ページ]

② an / emia

③ ad / hesion

④ ante / nat / al

⑤ anti / toxin

⑥ bi / later / al

⑦ con / junctiva

⑧ contra / ception

⑨ dys / phagia

⑩ endo / card / itis

LEVEL **2** ① ab   [101 ページ]

② a

③ ad

④ ante

⑤ anti

⑥ bi

⑦ co

⑧ contra

⑨ dys

⑩ endo

LEVEL **3** ① d   [102 ページ]

② a

③ m

④ e

⑤ k

⑥ l

⑦ j

⑧ f

⑨ b

⑩ c

⑪ g

⑫ n

⑬ h

⑭ i

⑮ o

Exercises ⑪

LEVEL **1** [112ページ]

① epi / gastr / algia

② retro / flexion

③ hemi / plegia

④ hyper / acidity

⑤ hypo / glyc / emia

⑥ super / son / ic

⑦ para / nephr / itis

⑧ peri / angio / chol / itis

⑨ pre / narc / osis

⑩ pro / lapse

⑪ semi / plegia

⑫ sub / lingu / al

⑬ trans / fusion

⑭ tri / cuspid

⑮ sym / ptom

LEVEL **2** [112ページ]

① trans

② epi

③ hemi

④ hyp

⑤ hyper

⑥ para

⑦ peri

⑧ pre

⑨ semi

⑩ sub

⑪ trans

⑫ tri

⑬ syn

LEVEL **3** [113ページ]

① f

② j

③ c

④ b

⑤ h

⑥ a

⑦ g

⑧ i

⑨ e

⑩ d

⑪ m

⑫ o

⑬ n

⑭ k

⑮ l

>>> 文献

1）相沢忠一：基本的な医学英語とラテン・ギリシャ語源（その2），杏林医学会雑誌，1973，4（3），p.185-194.

2）加藤勝治編：医学英和大辞典，第11版，南山堂，1999.

3）小稲義男，他編：研究社新英和大辞典，第5版，研究社，1980.

4）桜井健司監修，ジャパンタイムズ編：外国で病気になったときあなたを救う本，第4版，ジャパンタイムズ，1995.

5）G. L. Smith and P. E. Davis 著，裏田武夫訳：プログラム学習による医学用語の学びかた，医学書院，1985.

6）小学館ランダムハウス英和大辞典編集委員会編：小学館ランダムハウス英和大辞典，unabridged edition，小学館，1982.

7）ステッドマン医学大辞典編集委員会編：ステッドマン医学大辞典，第3版，メジカルビュー社，1992.

8）塚本恵，津波古澄子：看護英語ライセンス2，テクノコミュニケーションズ，1989.

9）D. E. Chabner 著，入来正躬，後藤久夫訳：医学英語：プラス・マイナス暗記法，広川書店，1987.

10）ドーランド医学大辞典編集委員会編：広川ドーランド図説医学大辞典，広川書店，1980.

11）南山堂医学大辞典，第20版，南山堂，2015.

12）松田徳一郎監修，松田徳一郎，他編：リーダーズ英和辞典，研究社，1984.

13）宮野成二編著：造語方式による医学英和辞典，廣川書店，1986.

14）Agnes Clare Frenay, Rose Maureen Mahoney：Understanding Medical Terminology, The Catholic Health Association of the United States, 1969.

15）Barbara A. Gylys, Regina M. Maters：Medical Terminology Simplified：A Programmed Learning Approach by Body Systems, 2nd Ed, F. A. Davis Co, 1993.

16）Donald J. Borror：Dictionary of Word Roots and Combining Forms, National Press Books, 1971.

17）Ernest Klein：Klein's Comprehensive Etymological Dictionary of the English Language, unabridged one-volume edition, Elsevier Scientific Publishing Co, 1971.

18）Peggy C. Leonard：Building a Medical Vocabulary, W. B. Saunders Co, 1988.

19）Thomas Lathrop Stedman：Stedman's Medical Dictionary, illustrated, The Williams&Wilkins Company, 1976.

著者紹介　津波古 澄子 つはこ・すみこ

1977 年 5 月	オクラホマ・バプテスト大学看護学部看護学科卒業
1996 年 3 月	白百合女子大学大学院文学研究科修士課程修了
1997 年 10 月	東京医科歯科大学医学部保健衛生学科講師
1999 年 3 月	医学博士(順天堂大学)学位取得
2001 年 9 月	筑波大学医療技術短期大学部看護学科教授
2003 年 4 月	天使大学看護栄養学部看護学科教授
2006 年 4 月	聖母大学大学院子ども支援看護学教授
2011 年 4 月	上智大学総合人間科学部看護学科教授
2015 年 4 月	聖マリア学院大学看護学部看護学科教授
2016 年 4 月	共立女子大学看護学部看護学科教授
2019 年 4 月	清泉女学院大学看護学部看護学科教授
2021 年 4 月	天使大学大学院看護栄養学研究科非常勤講師
2022 年 10 月～	京都看護大学看護学部看護学科教授

マリオン・ゾボスキー　Marion Zoboski

1971 年 5 月	カナダ・ダルハウジー大学演劇優等学士学位取得
1971 年 10 月	カナダ・ダルハウジー大学教育学学士学位取得
1973 年 5 月	カナダ・アルバータ大学演劇学修士(ドラマ理論)学位取得
1982 年 9 月	杏林大学医学部講師(医学用語)
1986 年 4 月	白百合女子大学講師(英語・ドラマ)
2009 年 4 月～	フリーランス編集者

＊本書は初版刊行以来，下記のように改訂・改題をしています。
『分解方式で学ぶ医学用語』　2003 年 8 月 (初版)
『基本の 101 語を組み合わせて学ぶ医学英語』　2011 年 10 月 (新版・改題)
『基本の 101 語の語源から学ぶ医学英語　第 2 版』　2022 年 10 月 (改訂・改題)

基本の101語の語源から学ぶ医学英語　第2版
病棟で役立つ英語表現・英文例

2011 年 10 月 15 日　第 1 版第 1 刷発行　　　　　　　　〈検印省略〉
2020 年 4 月 10 日　第 1 版第 4 刷発行
2022 年 10 月 1 日　第 2 版第 1 刷発行

著者　　津波古 澄子 / マリオン・ゾボスキー
発行　　株式会社 日本看護協会出版会
　　　　〒150-0001 東京都渋谷区神宮前 5-8-2　日本看護協会ビル 4 階
　　　　〈注文・問合せ / 書店窓口〉TEL / 0436-23-3271　FAX / 0436-23-3272
　　　　〈編集〉TEL / 03-5319-7171
　　　　〈ウェブサイト〉https://www.jnapc.co.jp

デザイン　齋藤 久美子
本文イラスト作成　榎本 はいほ
本文メディカルイラスト作成　彩考
印刷　株式会社 スキルプリネット

＊本書に掲載された著作物の複写・複製・転載・翻訳・データベースへの取り込み，および送信(送信可能化権を含む)・上映・譲渡に関する許諾権は，株式会社日本看護協会出版会が保有しています。
＊本書掲載の URL や QR コードなどのリンク先は，予告なしに変更・削除される場合があります。

JCOPY〈出版者著作権管理機構 委託出版物〉
本書の無断複製は著作権法上での例外を除き禁じられています。複製される場合は，その都度事前に一般社団法人出版者著作権管理機構 (電話 03-5244-5088，FAX 03-5244-5089，e-mail: info@jcopy.or.jp) の許諾を得てください。

©2022 Printed in Japan　　　　　　　　　　　　　　　　ISBN978-4-8180-2533-2

看護を学ぶ方 におすすめの書籍！

看護がもっと好きになる厳選6点をご紹介！

忙しさの陰で、私たちは大きな忘れものをしていないだろうか

人として、看護職として受け止めたい
強くて澄んだ珠玉のメッセージ

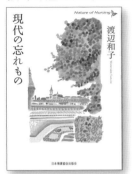

現代の忘れもの

著：渡辺和子
● 新書判／104ページ
● 定価990円
　（本体900円＋税10%）
● 2015年6月発行
ISBN978-4-8180-1914-0

看護しつつ生きるとは、何だろう

看護の歴史、文芸作品や童話などを
ひも解きながら考える「看護の原点」

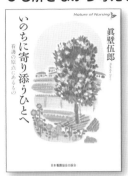

いのちに寄り添うひとへ

看護の原点にあるもの

著：眞壁伍郎
● 新書判／152ページ
● 定価1,320円
　（本体1,200円＋税10%）
● 2015年6月発行
ISBN978-4-8180-1915-7

病む人の傍らに「ともに在る」こと
その重荷を分かち合うこと

医学を修めたのちに修道女となった著者による
看護の場面での出会いの意味

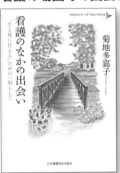

看護のなかの出会い

"生と死に仕える"ための一助として

著：菊地多嘉子
● 新書判／128ページ
● 定価1,210円
　（本体1,100円＋税10%）
● 2015年8月発行
ISBN978-4-8180-1919-5

すべてのケア提供者に贈る励ましの言葉

一つひとつのメッセージに込められた
「ケアの原点」を受け止めたい

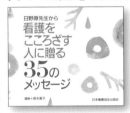

日野原先生から看護をこころざす人に贈る35のメッセージ

編：徳永恵子
● B6判変型／96ページ
● 定価1,320円
　（本体1,200円＋税10%）
● 2019年4月発行
ISBN978-4-8180-2189-1

看護師のスキルアップとキャリアについての情報も収載

看護師のリアルを、「学び」と「仕事」の
側面から丁寧に解説！

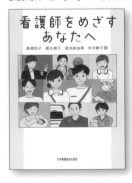

看護師をめざすあなたへ

著：髙橋則子・蝦名總子・
　　菊池麻由美・安井静子
● B5判／180ページ
● 定価1,980円
　（本体1,800円＋税10%）
● 2021年8月発行
ISBN978-4-8180-2346-8

読んでもらえる「仕事の文書」とは

論文、報告書、依頼文書などの作文技術を
コンパクトに解説！

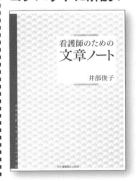

看護師のための文章ノート

著：井部俊子
● B5判／58ページ
● 定価1,210円
　（本体1,100円＋税10%）
● 2018年4月発行
ISBN978-4-8180-2108-2

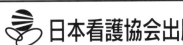

日本看護協会出版会

〒112-0014　東京都文京区関口2-3-1
（営業部）TEL：03-5319-8018／FAX：03-5319-7213

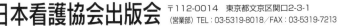

コールセンター　TEL.0436-23-3271
（ご注文）　　　FAX.0436-23-3272

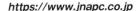
https://www.jnapc.co.jp

@HPjnapc

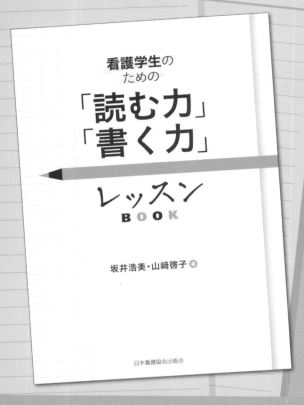

看護学生の
ための
「読む力」
「書く力」
レッスン
BOOK

坂井浩美・山﨑啓子　著

B5判／**100**頁／定価 **1,320**円（本体1,200円+税10%）
ISBN　978-4-8180-2356-7

看護学生に必要な「学びのレディネス」を高めるのに最適です！

- ☑ 入学後の学習イメージにつながる解説＆例文！
- ☑ 入学前/入学後の自己学習用教材に！
- ☑ 「読む」「書く」「要約」の練習問題付き！

看護学生の「読む力」「書く力」をつけるには、入学前から学習イメージをもち、なぜ看護においてそれらが重視されるのかを理解しておく必要があります。本書は、「読む」こと「書く」ことについて概観したあと、それぞれの①看護における意味を整理し、②力を向上させるための視点を示し、③力を伸ばすためのステップを踏まえて、④練習問題に取り組む構成とし、最後には「読んで書く」まとめとして「要約」について取り上げます。

主な内容

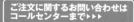日本看護協会出版会　　ご注文に関するお問い合わせは
コールセンターまで▶▶▶　　Tel. 0436-23-3271 Fax 0436-23-3272
ホームページ▶▶▶ https://www.jnapc.co.jp

　日本看護協会出版会 営業部
Twitterやってます